MEDSiの新刊

あなたのポケットにジェリアトリクス—老年医学—を

ポケジェリ
AGS高齢者診療マニュアル
Geriatrics At Your Fingertips' 24th Edition

↑詳しくは

- 監訳：山田 悠史 Brookdale Department of Geriatrics and Palliative Medicine, Icahn School of Medicine at...
  原田 洸 Brookdale Department of Geriatrics and Palliative Medicine, Icah...
  榎本 貴一 練馬光が丘病院 薬剤室
- 定価6,930円（本体6,300円＋税10%）
- B6変 ●頁472 ●図11 ●2024年
- ISBN978-4-8157-3112-0

▶老年医学領域における世界最大級の学会American Geriatrics Society（米国老年医学会）が誇る公式ハンドブック"Geriatrics At Your Fingertips"日本語版。ポケットサイズながら、実用性と網羅性の最適なバランスを追求。内科学、各専門領域を横断した総合診療の知識を根幹に、高齢者特有の問題や症状に対応するための最新の情報・幅広い知恵を凝縮。日本の医療現場に合わせ、1,000箇所に及ぶ訳注・薬剤監修、丁寧な翻訳による「日本化」を実現。高齢者診療の基本的な考え方が身につく。

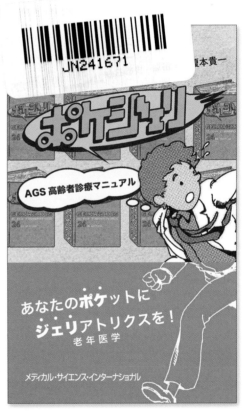

> この本をポケットに入れて，老年医学の世界へ旅に出てください。その旅路で，あなたはまた新たな視点を得るでしょう。そしてその視点は，いつかあなたの医療やケアを，そして私たちの社会を変えていくことになると信じています。超高齢社会を支えるこれからの新しい医療を，ともに切り拓いていきましょう。（監訳者序文より）

関連ベストセラー

総合内科病棟マニュアル 病棟業務の基礎 [赤本]
- 編集：筒泉貴彦・山田悠史・小坂鎮太郎 ●定価4,840円（本体4,400円＋税10%）
- B6変 ●頁528 ●図40 ●2021年 ●ISBN978-4-8157-3019-2

総合内科病棟マニュアル 疾患ごとの管理 [青本]
- 編集：筒泉貴彦・山田悠史・小坂鎮太郎 ●定価6,160円（本体5,600円＋税10%）
- B6変 ●頁864 ●図100 ●2021年 ●ISBN978-4-8157-3020-8

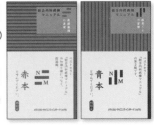

MEDSi メディカル・サイエンス・インターナショナル
113-0033 東京都文京区本郷1-28-36鳳明ビル
TEL 03-5804-6051　FAX 03-5804-6055
https://www.medsi.co.jp　E-mail info@medsi.co.jp

jmedmookの好評巻がさらにパワーアップし、待望の書籍化！

診断につながる病歴聴取

新装改訂版

編　**西垂水和隆**
今村総合病院救急・総合内科臨床研修部長

電子版付き
巻末のシリアルナンバーで無料閲覧できます

新刊

● 上級医が行っている病歴聴取のコツをわかりやすく解説！

●「患者からとった病歴をどう利用するのか」「患者の訴えをいかに解釈すべきか」といった病歴聴取の基本の部分はそのままに、主訴別各論では動悸や関節痛、咳嗽など10項目を新設。日常診療で出会いやすい主訴に対する具体的な対応のポイントを充実させた改訂版になりました。

● 患者と話す前からわかることや、疾患が浮かばないときの対応についても多くの項目を設け、豊富な経験に基づいたエキスパートのワザを余すことなく掲載した、臨床医必携の1冊です。

A5判・380頁・2色刷(部分カラー)　定価4,620円(本体4,200円＋税)
ISBN 978-4-7849-1372-5　2024年9月刊

1章　診断につながる病歴聴取
A 患者と話す前に
1 病歴の重要性
2 病歴を聞く前の準備
3 問診票について─問診票・バイタルサインからわかる情報
4 患者が一言目を話す前にわかること
B 定番の質問をより詳しく
1 O：いつから始まりましたか？
2 P：増悪因子／寛解因子─どうしたら悪く／楽になりますか？
3 Q：表現するとどのような感じですか？
4 R：他にどのような症状がありましたか？ どこか別の場所も痛みますか？
5 S：程度はどれくらいですか？ どのような状況で起こりましたか？
6 T：どれくらい続きますか？ 悪くなっていますか？
7 繰り返す疾患─こういうことは初めてですか？

C ルーチンの質問では何がヒントになるか？
1 既往歴
2 生活歴・家族歴
3 薬剤歴
4 旅行・曝露・動物など
D 疾患が浮かばないとき
1 Nature：何系の疾患？─病歴から予測する
2 Site：内臓？ 内臓外？─臓器別の特徴
3 よくわからない症状、あまり聞いたことのない症状
4 メンタル系の疾患？ と思うとき
E 病歴を診断に使うために整理する
1 主訴は何か？─外せる病歴、外せない病歴
2 病歴をまとめてstoryをつくる
2章　主訴別の問診を取るべきポイント
1 発熱─感染症か非感染症かを見きわめるポイント
2 食欲低下─器質的疾患かどうか
3 胸痛─心疾患

4 息苦しい
5 倦怠感
6 体重減少
7 悪心・嘔吐─消化器症状かそれ以外か？
8 腹痛
9 頭痛
10 ふらつき
11 浮腫
12 意識消失
13 腰背部痛
14 しびれ
15 動悸
16 咳嗽・痰・血痰
17 排尿障害
18 立ち上がれない
19 意識が悪い
20 関節が痛い
21 リンパ節が腫れている

 日本医事新報社
〒101-8718　東京都千代田区神田駿河台2-9

ご注文は　TEL：03-3292-1555
FAX：03-3292-1560
URL：https://www.jmedj.co.jp/

書籍の詳しい情報は小社ホームページをご覧ください。
医事新報 [検索]

累計5万部突破！ Dr.長尾の大人気シリーズ

滋賀医科大学呼吸器内科講師
**Dr.長尾大志の
やさしイイ
シリーズ**

呼吸器内科の定番書！

レジデントのための
やさしイイ
呼吸器教室 第3版

ベストティーチャーに教わる全㉙章

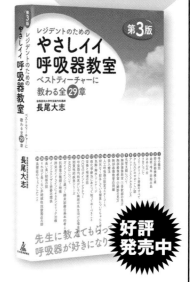

- 呼吸生理、胸部X線、抗菌薬… みんながつまずくポイントを「**わかりやすさ最優先**」で解説しました。
- 最新ガイドラインを踏まえ、さらにわかりやすくなった第3版。**電子版付き**でさらに便利になりました。
- 第2版の1/4を加筆・修正し、50枚以上の新しい図を加え、トータルで**60ページ増の大改訂**となりました。
- これから呼吸器内科をローテートする方はもちろん、呼吸器診療のエッセンスを身につけたい**他科の先生方にもお勧め**します。

好評発売中

B5変型判・576頁・2色刷
定価5,060円（本体4,600円＋税）
ISBN 978-4-7849-4374-6
2019年4月刊

あッ、そういうことだったのか…目からウロコの入門書

レジデントのための
やさしイイ
胸部画像教室 第2版

ベストティーチャーに教わる
胸部X線の読み方考え方

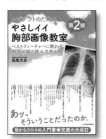

ベストティーチャー賞受賞の著者が、胸部X線とCTの読み方を「わかりやすさ最優先」でお教えします。

B5判・328頁・カラー
定価4,730円（本体4,300円＋税）
ISBN 978-4-7849-4421-7　2018年4月刊

みんながつまずく"苦手ポイント"をていねいに解説

やさしイイ
血ガス・呼吸管理

ベストティーチャーに教わる
人工呼吸管理の基本と病態別アプローチ

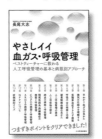

呼吸生理の基礎から人工呼吸の原理まで、ステップ・バイ・ステップでマスター。

B5変型判・224頁・カラー
定価4,400円（本体4,000円＋税）
ISBN 978-4-7849-4538-2　2016年4月刊

日本医事新報社
〒101-8718　東京都千代田区神田駿河台2-9

ご注文は
TEL：03-3292-1555
FAX：03-3292-1560
URL：https://www.jmedj.co.jp/

書籍の詳しい情報は小社ホームページをご覧ください。
医事新報 検索

新NISA・インボイス制度に対応した最新版

〈2024年度版〉
医師のための節税読本
院長が知っておくべき税務対策のすべて

税理士　**西岡篤志**[著]

クリニック専門の税理士が教える「本当に効果的な節税法」とは?

◆医療法人を設立さえすれば節税になる、というわけではありません。医療法人の仕組みを理解し、きちんとした対策を講じなければ節税にはならないのです。

◆法人の将来(相続、譲渡、解散)を想定し、日々の経営の中で準備しておくことも必要です。法人化以外にも、診療所経営に必要な税金の知識は数多くあります。

◆忙しい院長先生のために、それら多岐にわたる節税対策のポイントを一冊にまとめた、**待望の2024年度版**。

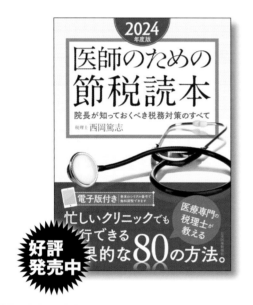

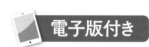

B5判・216頁・2色刷
定価4,290円(本体3,900円+税)
ISBN 978-4-7849-4985-4　2024年6月刊

◆**第0章◆インボイス制度と電子帳簿保存法**
インボイス制度の概要／インボイス登録事業者が発行する適格請求書／課税事業者(原則課税)の仕入税額控除に関する経過措置／免税事業者がインボイス登録事業者になった場合の経過措置／電子帳簿保存法の概要

◆**第1章◆医師が知っておくべき税金の基礎知識**
開業医にかかる主な税金の種類と特徴／所得税の基本的な仕組みを理解する／法人税の基本的な仕組みを理解する／消費税の基本的な仕組みを理解する／相続税の基本的な仕組みを理解する／贈与税の基本的な仕組みを理解する／医療業に設けられている税制上の特例／永久節税と繰延節税の違い

◆**第2章◆医業又は歯科医業を営む個人が使える節税**
青色事業専従者給与を支給する　…ほか

◆**第3章◆個人事業から医療法人化することによる節税**
給与所得控除の効果と社会保険料の負担増を検証する　…ほか

◆**第4章◆医業又は歯科医業を営む個人及び医療法人が使える節税**
青色申告承認申請書を提出し青色申告の特典を活用する　…ほか

◆**第5章◆医療法人が使える節税**
医療法人から役員報酬を支給する　…ほか

◆**第6章◆保険を活用した節税**
福利厚生の目的で養老保険に加入する　…ほか

◆**第7章◆個人として使える所得税の節税**
医療費が10万円を超えたら医療費控除を適用する　…ほか

◆**第8章◆医療法人の相続・譲渡・解散のための節税**
持分あり医療法人の出資持分を後継者に贈与する　…ほか

◆**第9章◆MS法人設立による相続税の節税**
MS法人を設立して親族に株式を贈与する　…ほか

◆**第10章◆医師が個人として使える相続税の節税**
子供及び孫に暦年贈与する　…ほか

 日本医事新報社
〒101-8718　東京都千代田区神田駿河台2-9

ご注文は
TEL：03-3292-1555
FAX：03-3292-1560
URL：https://www.jmedj.co.jp/

書籍の詳しい情報は小社ホームページをご覧ください。
医事新報 [検索]

巻頭言

　思い起こせば，自分が研修医だった約20年前は，喘息やCOPDの増悪を起こした方が，ほぼ毎日救急受診していました。今でこそ治療が進歩したり，環境が整備されたり，各ガイドラインが策定されたりして，喘息大発作やCOPD急性増悪という方はだいぶ減ったように思います。それでも神奈川県川崎市南部地域で呼吸器診療を続けておりますと，そこそこの頻度で重篤な呼吸器症例に遭遇します。

　今はエビデンスに則ったガイドラインがそろっています。喘息では『喘息予防・管理ガイドライン』『難治性喘息診断と治療の手引き』『喘息診療実践ガイドライン』 など複数あり，COPDにも『COPD診断と治療のためのガイドライン』 やGOLDの『GOLD report』があります。『喘息とCOPDのオーバーラップ　診断と治療の手引き』もあります。数々の指針があり心強い面もありますが，何を参考にすれば？　という若い先生の声も聞かれます。そこでエビデンスや各ガイドラインをもとに，「今日から目の前の患者さんに活かせる」というコンセプトのもと，閉塞性換気障害の代表疾患である喘息とCOPDを1冊にまとめました。

　本書では，喘息・COPD・喘息とCOPDのオーバーラップ（ACO）の病態や治療について，初学者にもわかりやすく記載させて頂きました。実際の症例を挙げて，診察のポイントや具体的な検査・治療などについて，日本の呼吸器内科を代表する3人の先生にも解説を頂戴しました。長尾大志先生，倉原優先生，中島啓先生には大変お忙しい中，私の企画にご協力頂き感謝申し上げます。

　日々医学は進歩しており，半年・1年と経過するとまた新しい知見が出てまいります。ぜひ実際の症例から学んだことや，新しいエビデンス，指導医の先生から教えてもらったことなどを本書にどんどん書き加えて，皆様オリジナルの1冊に仕立てて頂けると幸いです。

　最後に，本書を作成するにあたり，日本鋼管病院呼吸器内科の皆様には様々なご助力を頂きまして深く御礼申し上げます。また日本医事新報社の木村さん，谷口さんには〆切ギリギリまでお付き合い頂き大変ご心配とご迷惑をお掛けいたしました。また受験シーズン真っ只中で，本来であれば子どものことにもっともっと真剣に時間を割かなければいけない中，日常診療と執筆でパソコンに向かって怖い顔をしていた私を支え続けてくれた妻と4人の子どもたちには感謝の気持ちでいっぱいです。

2024年9月

日本鋼管病院呼吸器内科診療部長
田中希宇人（キュート先生）

CONTENTS

今日の診療に活かせる喘息・COPD ポイント解説
jmedmook 94
2024年10月

第1章 病態

1. 喘息の病態 ————————————————————— 1

2. COPDの病態 ————————————————————— 9

3. ACO（喘息・COPD）の病態 ———————————————— 15

4. 喘息・COPDに似た病態の疾患 ——————————————— 21

第2章 診察

1. 喘息診療の実際 ————————————————————— 27

2. COPD診療の実際 ———————————————————— 33

3. 喘息・COPDの検査 ——————————————————— 37

4. 喘息・COPD鑑別が難しい症例の問診・身体所見の実臨床でのコツ（身体所見に重きを置いて） ———————————————————————— 47

5. 喘息・COPD鑑別が難しい症例の問診・身体所見の実臨床でのコツ（問診に重きを置いて） ———————————————————————— 53

6. 喘息・COPD鑑別が難しい症例の問診・身体所見の実臨床でのコツ（検査に重きを置いて） ———————————————————————— 60

第3章　治療

1. 喘息　安定期の治療 —————————————————————— 67

2. 喘息　増悪期の治療 —————————————————————— 94

コラム　喘息・COPDの吸入薬 ——————————————————— 103

3. COPD　安定期の治療 ————————————————————— 104

4. COPD　増悪期の治療 ————————————————————— 122

5. ACO　安定期の治療 —————————————————————— 130

6. ACO　増悪期の治療 —————————————————————— 137

7. 喘息・COPD合併病態の治療の実際（安定期の治療について）————— 141

8. 喘息・COPD合併病態の治療の実際（急性期の治療について）————— 145

9. 喘息・COPD合併病態の治療の実際（非薬物治療・酸素療法含む）——— 151

索引 ————————————————————————————————— 159

執筆者一覧 （掲載順）

田中希宇人　日本鋼管病院呼吸器内科診療部長

長尾大志　島根大学医学部地域医療教育学講座教授
島根大学医学部附属病院総合診療医センター副センター長
同 病院医学教育センター副センター長
同 クリニカルスキルアップセンター副センター長

中島　啓　亀田総合病院呼吸器内科主任部長

田中悠也　国立病院機構近畿中央呼吸器センター呼吸器内科

倉原　優　国立病院機構近畿中央呼吸器センター 臨床研究センター 感染予防研究室長

第1章 病態

1 喘息の病態

1. 喘息の定義

POINT! 気道の慢性好酸球性炎症＋変動性のある気道狭窄症状

▶ 気管支喘息は「気道の慢性炎症を本態とし，変動性を持った気道狭窄による喘鳴，呼吸困難，胸苦しさや咳などの臨床症状で特徴付けられる疾患」と定義されています。ここで示されている気道炎症とは，好酸球，リンパ球，マスト細胞，好中球などの炎症細胞，加えて，気道上皮細胞，線維芽細胞，気道平滑筋細胞などの気道構成細胞，および2型サイトカインなどの種々の液性因子が関わっているとされています（図1）[1]。

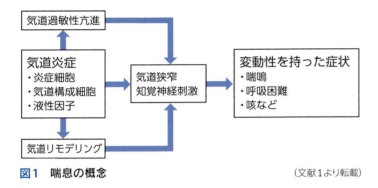

図1 喘息の概念 （文献1より転載）

▶ 気管支喘息診療で難しい点に，「この値が陽性だから気管支喘息」「この所見を認めるから気管支喘息」など，一発で簡単に診断できないことが挙げられます。喘鳴や呼吸困難，咳などは他の呼吸器疾患や心疾患，感染症などでも喘息に似た症状を示すことがありますので，複数回診察したり，検査したりして喘息らしさを突き止めていくことが重要です。

▶ また，喘息は多様な表現型を有します。定義でも示した喘息の特徴である気道炎症や気道過敏性亢進によって生じる気道狭窄・咳は，自然に軽快・増悪などの可逆性を持つこともありますし，治療でも可逆性を示します。喘息の罹病期間が長く，適切な治療が行われずに気道炎症が持続すると，気道粘膜の傷害が起こり遷延します。リモデリングと呼ばれるそれに続く気道構造の変化を誘導することで，不可逆的な気流制限をもたらすことがあります。

2. 喘息の病型

POINT! アトピー型かどうか，発症年齢はどうかに注目

▶ 気管支喘息には様々な原因や増悪因子，臨床像が存在します。原因や増悪因子から分

類される臨床的特徴や表現型で，いくつかの病型にわけられます。
▶主な病型として，特異的IgE抗体やアレルギー歴の有無で，①アトピー型喘息，②非アトピー型喘息に分類することがあります。検出された特異的IgE抗体の種類によってアレルゲンの回避や除去，免疫治療の効果予測に有用であることがわかっています。
▶ほかにも発症年齢で，①小児発症喘息，②成人発症喘息に分類することがあります。
▶小児発症喘息では，IgEが関与する食物アレルギー・蕁麻疹・アレルギー性鼻炎などのいわゆる「アレルギーマーチ」に関連することが多く，成人発症喘息では好酸球が関与するアレルギー性気管支肺アスペルギルス症（allergic bronchopulmonary aspergillosis；ABPA）やNSAIDs過敏喘息，好酸球性肉芽腫性血管炎（eosinophilic granulomatosis with polyangiitis；EGPA）などの病態も含まれてきます（図2）[2]。

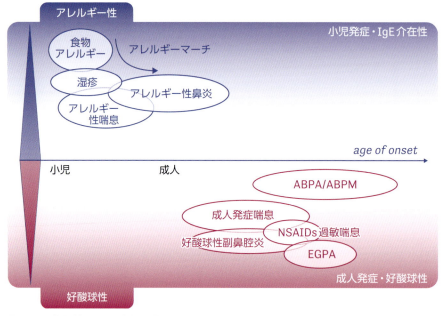

図2　発症年齢による喘息の病型　　　　　　　　　　　　　　　　　　　　　　（文献2より作成）

▶また性別，季節性，肥満，NSAIDs過敏喘息，アルコール誘発や運動誘発，副鼻腔炎などの上気道疾患の有無などで分類することがあります。

3. 喘息の病態生理

POINT! 気流閉塞と気道過敏性亢進が喘息の主病態

▶気管支喘息では気道の炎症が重要となります。好酸球，リンパ球，マスト細胞，好塩基球，好中球などの炎症細胞の浸潤，血管拡張，粘膜/粘膜下浮腫，気道上皮細胞の破壊・剥離，杯細胞の増生，粘膜下腺の過形成，血管新生，基底膜下層の肥厚，弾性線維の破壊，平滑筋の肥大，上皮下線維増生，気道粘液の分泌亢進を認めます（図3）[3]。

▶中でも好酸球浸潤は気管支喘息で最も特徴的です。好酸球浸潤は中枢気道よりも末梢気道のほうに多いとされ、アトピー型喘息でも非アトピー型喘息でも好酸球浸潤は認められますし、症状の落ち着いているときにも認めることが多いとされています。喘息症例の採血で、好酸球増加の所見は気道の好酸球炎症を示唆するとも言われています。

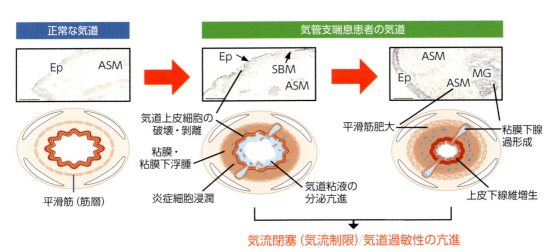

図3 気管支喘息の病態
Ep：気道上皮，ASM：気管支平滑筋，SBM：上皮下基底膜，MG：粘液腺 （文献3より改変）

▶喘息の病型として、原因となるアレルゲンが明らかな「アトピー型喘息」と、はっきりしない「非アトピー型喘息」があります。
▶アトピー型喘息は感作アレルゲンに曝露されると、特異的IgEを介してマスト細胞が、樹状細胞などの抗原提示細胞を介してTh2細胞が活性化します。アレルゲンの曝露やウイルス感染などに伴って気道上皮細胞から産生された胸腺間質性リンパ球新生因子（thymic stromal lymphopoietin；TSLP）が放出されると、樹状細胞を介してTh2細胞の分化が促進します。活性化したマスト細胞はシステイニル・ロイコトリエンのひとつであるロイコトリエンC_4（LTC_4）やプロスタグランジンD_2（prostaglandin D_2；PGD_2）を産生して気道平滑筋を収縮させます。Th2細胞から産生されるIL-4, 5, 13などが好酸球性炎症を調整します。好酸球はcysLTsやTGF-βを産生し気流制限に関与したり、基底膜下層の肥厚や平滑筋の肥厚に寄与したりします（**図4**）[1]。
▶感作アレルゲンが明らかでない非アトピー型喘息では2型自然リンパ球（group 2 innate lymphoid cell；ILC2）などが関与します。気道に到達する刺激物質やウイルス・細菌・真菌感染により気道上皮細胞が傷害されるとTSLP，IL-33などが産生され、ILC2が活性化・生存の延長を認め、好酸球性気道炎症をさらに誘導します。ILC2はTSLPとIL-33の2つに曝露されるとステロイド抵抗性を獲得することが知られています。
▶重症喘息など一部の症例で、2型免疫反応の関与に乏しい好中球による気道炎症を認めることがあります[4]。好中球性気道炎症はステロイドの感受性が低く、生物学的製剤の適応からも外れることが多いため、治療に難渋する場合があります。

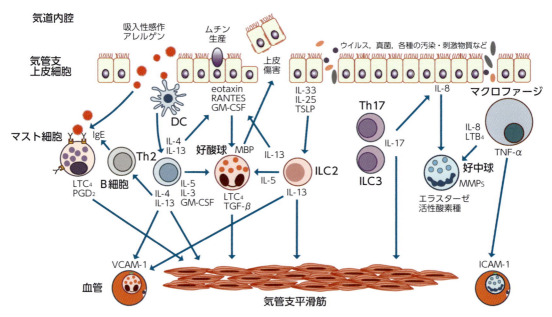

図4 喘息の気道炎症の基本メカニズム

DC：dendritic cell, 樹状細胞, IL：interleukin, RANTES：regulated on activation, normal T cell expressed and secreted, GM-CSF：granulocyte macrophage colony-stimulating factor, 顆粒球マクロファージコロニー刺激因子, LT：leukotriene, PG：prostaglandin, TGF：transforming growth factor, 形質転換増殖因子, MBP：major basic protein, ILC：innate lymphoid cell, 自然リンパ球, TNF：tumor necrosis factor, 腫瘍壊死因子, ICAM：intercellular adhesion molecule, 細胞間接着分子, VCAM：vascular cell adhesion molecule, 血管細胞接着分子, MMP：matrix metalloproteinase

(文献1より転載)

▶気管支喘息の気道炎症は変動性の気流制限の原因と考えられています。気流制限は気道の径の狭小化によりますが，次の4つの機序が知られています。

　①気道平滑筋の収縮
　②気道の浮腫
　③気道粘液の分泌亢進
　④気道リモデリング

▶また，気道炎症が遷延し持続すると気道過敏性が生じます。気道過敏性も気管支喘息の特徴のうちのひとつですが，次のこれまた4つの機序が想定されています。

　①気道上皮の傷害
　②神経系への影響
　③気道平滑筋の質的変化
　④気道リモデリング

▶症状のコントロールが難しい喘息を「難治性喘息（difficult-to-treat asthma）」や「重症喘息（severe asthma）」と呼んでいます。難治性喘息は「コントロールに高用量の吸入ステロイドおよび長時間作用性β₂刺激薬，加えてロイコトリエン受容体拮抗薬，テオフィリン徐放製剤，長時間作用性抗コリン薬，経口ステロイド，生物学的製剤の投与を要する喘息。またはこれらの治療でもコントロール不応な喘息」と定義されています[5]。

ここで言われている「コントロールが悪い」とは，**表1**が基準とされています。

表1 「コントロール不良喘息」の基準

喘息コントロール不良の基準として，下記の①〜④いずれかを満たす
①Asthma Control Questionnaire（ACQ）≧1.5, Asthma Control Test（ACT）＜20に相当する不良な症状コントロール ②過去1年間に2回以上，全身性ステロイド投与（3日以上）が必要な喘息増悪 ③過去1年間に1回以上の喘息による入院やICU管理，機械的人工呼吸 ④気管支拡張薬の中止後の予測FEV_1が80％未満

(文献5より改変)

▶ この基準が緩いととらえるか，厳しいととらえるかは人それぞれですが，この基準を満たす人は喘息のコントロールがイマイチと考えることが重要です。コントロールが悪ければ治療の強化や変更，他の疾患の併存などに目を向ける必要があります。

▶ 『難治性喘息診断と治療の手引き2023』では，前記に加えて「コントロールを不良にさせる因子に十分対応するにもかかわらず，なおコントロール不良であるか，治療を減少させると悪化する喘息」も難治性喘息に含むとしています（**表2**）[6]。喘息のコントロールを不良にする因子として，喘息の誤診断，吸入手技やアドヒアランスが不十分なこと，タバコ煙やアレルゲンなどの増悪因子にさらされていること，上気道疾患や肥満などの併存疾患があることなどとしています。

表2 難治性喘息の定義

難治性喘息は以下の2つを満たす場合と定義する
1.「コントロールに，高用量ICSおよびLABA，必要に応じてLTRA，SRT，LAMA，OCS，生物学的製剤の投与を要する喘息，またはこれらの治療でもコントロール不良な喘息」 2.「コントロールを不良にさせる因子*に充分対応するにもかかわらず，なおコントロール不良であるか，治療を減少させると悪化する喘息」 　*誤って喘息と診断されている（鑑別診断が不十分） 　吸入手技・アドヒアランス 　増悪因子：アレルゲン，NSAIDs，β遮断薬，タバコ煙など 　併存疾患：鼻・副鼻腔疾患，肥満，アスピリン喘息（AERD，N-ERD），COPDなど
本手引きでの難治性喘息は，GINAの重症喘息に相当する

LTRA：leukotriene receptor antagonist，ロイコトリエン受容体拮抗薬，SRT：sustained release theophylline，テオフィリン徐放製剤，LAMA：long-acting muscarinic antagonist，長時間作用性抗コリン薬，OCS：oral corticosteroid，経口ステロイド　　　　　　　　(文献6より転載)

4. 喘息の特殊な病態

POINT! 喘息にもいくつかの特殊な病態が存在する

▶ 喘息の特殊な病態として，NSAIDs過敏喘息，運動誘発喘息（exercise-induced asthma；EIA，アスリート喘息），肥満関連喘息，高齢者喘息の4つを紹介していきます。

(1) NSAIDs 過敏喘息 (N-ERD)

▶ もともとは「アスピリン喘息」として有名でしたが，喘息症状だけでなく，鼻閉や流涙なども伴うため，NSAIDs過敏喘息（NSAIDs-exacerbated respiratory disease；N-ERD）と呼ばれたり，アスピリン過敏喘息（aspirin-exacerbated respiratory disease；AERD）と呼ばれたりします。その本体はCOX-1阻害作用のあるNSAIDsによって強力な気道症状を認める非アレルギー性の過敏症で，成人発症喘息の5〜10％に認められると言われています[7]。再発を繰り返す鼻茸や嗅覚障害が特徴的で，鼻茸を伴う好酸球性副鼻腔炎をよく合併するため，鼻茸＋好酸球性副鼻腔炎を診たら "N-ERD" を思い起こすことが重要です。

▶ NSAIDs投与直後に強い鼻閉・鼻汁，喘息症状の悪化を認めます。顔面の紅潮や目の充血，腹痛・下痢などの消化器症状，瘙痒感や蕁麻疹を認める症例もあります。

▶ その病態はシステイニル・ロイコトリエン（cysLTs）の過剰産生体質が特徴的です。ただし非アレルギー性の機序のため，好酸球数やIgEを用いるアレルギー学的検査で診断することはできません。喘息症状悪化前後のNSAIDsの使用歴や副反応，嗅覚障害，鼻茸や副鼻腔の既往が重要となります。

▶ NSAIDsの過敏症状は，①注射剤，②座薬，③内服薬，の順に出現が早く，重篤であることが知られています。また貼付薬や塗布薬，点眼薬でも誘発されることがあります。常用量の1/5以下が誘発閾値と言われており，少量でも注意が必要です。

▶ アセトアミノフェンや選択的COX-2阻害薬は比較的安全性が高いとされていますが，重症例や不安定な病態のときには増悪することがあります。

▶ 治療に使用するステロイドも急速静注することで症状が悪化することがありますので，緩徐な点滴投与が必須です。特にコハク酸エステル型ステロイド（ソル・コーテフ®，ソル・メドロール®，水溶性プレドニン®など）は回避し，リン酸エステル型ステロイド（ハイドロコートン®，リンデロン®，デカドロン®）などが推奨されています。いずれにしても添加物でも悪化することがありますので，点滴製剤は1〜2時間以上かけてゆっくり緩徐に点滴することが肝要です[8]。

(2) 運動誘発喘息 (EIA)

▶ 小児発症喘息や成人発症喘息の患者の半数以上が，運動終了後から一過性に喘息の悪化を自覚しています。この運動終了後の喘息の増悪や気管支収縮をEIAあるいは運動誘発気管支収縮（exercise-induced bronchoconstriction；EIB）と呼んでいます。

▶ 水泳ではEIAは起こりにくく，短距離走の繰り返しや冬季の運動で起こりやすいことが知られています。気道内の急激な温度の変化や水分喪失が刺激となり，炎症性メディエーターが遊離することで気道が収縮する機序が考えられています[9]。運動の後に咳や呼吸困難などの症状が現れるため，心不全や冠動脈疾患，慢性閉塞性肺疾患（chronic obstructive pulmonary disease；COPD）などと鑑別が必要になることがあります。

▶ また非常に激しい運動や過酷な換気状態でトレーニングを行っているアスリートに認められる「アスリート喘息」と呼ばれる病態があります。国際的なアスリートは喘息の

有病率が11〜13％と，一般成人に比べて非常に高いことが知られています[10]。激しい運動や過酷な換気により，細胞が極度に進展と収縮を繰り返し，気道上皮の傷害がもたらされます。気道上皮は修復されますが，傷害と修復が繰り返されますと気道過敏性の亢進や気道リモデリングが生じ，アスリート喘息につながっていきます[11]。

▶ステロイドの内服やβ刺激薬吸入は世界アンチ・ドーピング機構（World Anti-Doping Agency；WADA）が指定する使用禁止薬剤にあたることがありますので，細心の注意が必要になります。治療目的で薬剤が必要となるときは，除外措置（therapeutic use exemption；TUE）を申請することで使用できる場合があります。

（3）肥満関連喘息

▶気管支喘息にとって肥満は，喘息発症のリスク因子でもあり，喘息コントロールの悪化因子でもあります[12〜14]。肥満患者は，脂肪組織や全身の慢性炎症や酸化ストレスの亢進，腸内細菌叢の変化，胸郭の脂肪沈着，運動量の低下があり，気道炎症の亢進やステロイド感受性の低下，コリン作動性神経の活性化，呼吸機能の低下につながることが知られています。

▶肥満が喘息の病態を修飾する機序として，"asthma consequent to obesity"と呼ばれる非2型炎症で酸化ストレスの強い女性に多いlate-onsetの喘息と，"asthma complicated by obesity"と呼ばれるIgE高値の2型炎症の強いearly onsetの喘息にわけることができます。

▶肥満関連喘息の対応としては，喘息の一般的な治療とともに，運動療法や栄養管理を行い体重の減量を図ること，肥満に関連する合併症に対応することが原則になります。全身性ステロイドの連用は肥満に対しても悪影響ですので，なるべく避けるように治療を組み立てていく必要があります。

（4）高齢者喘息

▶世界的に65歳以上が高齢者と定義されており，65歳以上で気管支喘息に罹患している場合，「高齢者喘息」と呼ばれています。高齢者は喫煙，年齢に伴う併存疾患，呼吸生理学的な変化，認知機能の低下，フレイル，ポリファーマシーなどの問題から，喘息の診断や治療に難渋することがあります。特に加齢に伴う生理学的な変化で，健常者でも1秒率は低下しますし，気道過敏性は亢進します。また呼気一酸化窒素（NO）も増加しますので，喘息の診断をより難しくしています[15〜17]。喘息の罹患年数が気流閉塞の程度と相関し[18]，喘息による死亡の約90％が高齢者喘息であることもあり，喘息死減少のためには高齢者喘息を管理していくことが重要とされています。

▶若い頃に喘息を発症して長期の罹患歴のある早発型と，成人期に喘息を発症した遅発型にわけられます[19, 20]（表3）[1]。早発型では2型炎症が存在する頻度が高く，アレルギー性鼻炎の合併率も高いとされています。遅発型では喫煙やいびき，副鼻腔炎などの上気道症状，肥満などが喘息発症に関連すると言われています。高齢者に多い心不全や胃食道逆流症などの慢性的な疾患から起こる咳，息切れなどの症状と喘息症状が似通っているところも診断を難しくしますので注意が必要です。

▶また喘息に関連する大規模臨床試験からは，高齢者や併存疾患を持っている方は除外

されることも多いため，高齢者喘息に対する治療薬の臨床的な効果についてのエビデンスは限定的となることがあります。もちろん喘息の治療に関しては一般的な成人喘息の管理に準じますので，併存症の管理や喘息症状をきたしやすい他の疾患を念頭に置いた診療が必要になります。

表3 高齢者喘息の病型による特徴

	早発型	遅発型
発症年齢	若年期	中年期以降
罹患年数	長い	短い
喘息家族歴	多い	少ない
鼻炎合併	多い	少ない
COPD合併	少ない	多い
IgE高値	高頻度	低頻度
FeNO	高値の傾向	低値の傾向

(文献1より転載)

◀文献▶

1) 日本アレルギー学会喘息ガイドライン専門部会，監：喘息予防・管理ガイドライン2021．協和企画，2021．

2) Asano K, et al：Allergy. 2020；75(12)：3087-99.

3) Benayoun L, et al：Am J Respir Crit Care Med. 2003；167(10)：1360-8.

4) Eur Respir J. 2003；22(3)：470-7.

5) Chung KF, et al：Eur Respir J. 2014；43(2)：343-73.

6) 日本呼吸器学会難治性喘息診断と治療の手引き第2版作成委員会，編：難治性喘息診断と治療の手引き 2023．第2版．メディカルレビュー社，2023．

7) Kowalski ML, et al：Allergy. 2019；74(1)：28-39.

8) Taniguchi M, et al：Allergol Int. 2019；68(3)：289-95.

9) Weiler JM, et al：J Allergy Clin Immunol. 2016；138(5)：1292-5.e36.

10) Fitch KD：Br J Sports Med. 2012；46(6)：413-6.

11) Kippelen P, et al：Br J Sports Med. 2012；46(6)：385-90.

12) Camargo CA Jr, et al：Arch Intern Med. 1999；159(21)：2582-8.

13) Gibeon D, et al：Chest. 2013；143(2)：406-14.

14) Taylor B, et al：Thorax. 2008；63(1)：14-20.

15) Quanjer PH, et al：Eur Respir J. 2012；40(6)：1324-43.

16) Baptist AP, et al：J Allergy Clin Immunol Pract. 2018；6(3)：764-73.

17) Torén K, et al：BMC Pulm Med. 2017；17(1)：118.

18) Cassino C, et al：Am J Respir Crit Care Med. 2000；162(4 Pt 1)：1423-8.

19) Liu QH, et al：Biomed Res Int. 2020；2020：2940296.

20) Herscher ML, et al：J Asthma. 2017；54(3)：223-9.

執筆：田中希宇人

第1章 病態

2 COPDの病態

1. COPDの定義

POINT! 喫煙歴＋閉塞性換気障害

▶ 慢性閉塞性肺疾患（chronic obstructive pulmonary disease；COPD）は「たばこ煙を主とする有害物質を長期に吸入曝露することなどにより生ずる肺疾患であり，呼吸機能検査で気流閉塞を示す。気流閉塞は末梢気道病変と気腫性病変が様々な割合で複合的に関与し起こる。臨床的に徐々に進行する労作時の呼吸困難や慢性の咳・痰を示すが，これらの症状に乏しいこともある」と定義されています[1]。喫煙者で呼吸機能検査上の閉塞性換気障害を認める場合にはCOPDを疑います。喫煙者の約20％が罹患するとされており，高齢者であると罹患率が上がるため，高齢スモーカーの代表的な慢性呼吸器疾患です。以前は「慢性気管支炎」や「肺気腫」の病名で呼ばれていました。

▶ 日本での推定罹患者数は500万人超とされていますが，実際に病院に通院して治療を行っている患者は数十万人です。Global Initiative for Chronic Obstructive Lung Disease（GOLD）日本委員会で調査しているCOPD認知度アンケートでは，「あなたはCOPDという病気を知っていますか」という問いに対して「どんな病気かよく知っている」「名前は聞いたことがある」と回答した割合，すなわちCOPD認知度は2023年度の

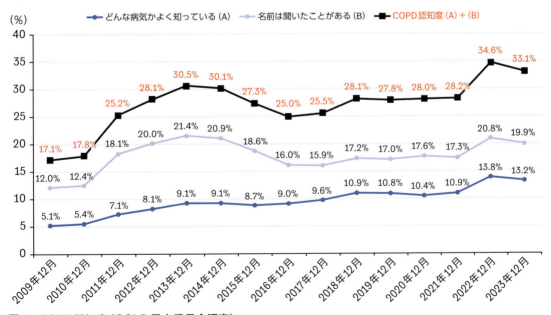

図1　COPD認知度（GOLD日本委員会調査）

時点で33.1％にとどまっています（図1）。COPDの初期段階では，無症状か軽度の咳や痰が認められるのみであるため，COPDの診断や治療がなされていないことも多く，喫煙を続けて重症化するケースが多いとされています。

▶ COPDの定義では「気流閉塞は末梢気道病変と気腫性病変が様々な割合で複合的に関与し起こる」とされており，病型として気腫性病変が優位である「気腫型COPD」と，末梢気道病変が優位で気腫の目立たない「非気腫型COPD」があります（図2）[1]。どのCOPDも必ずしもどちらかにわけられるわけではなく，COPD症例の中でも気腫が強い病変の部分と，気腫は目立たないものの末梢気道病変の強い病変の部分に連続性に分布していると考えます。

▶ 「気腫型COPD」は低栄養と密接に関連していると言われており，日本では特に多いとされています。気腫性病変は遺伝性素因や1秒量の低下，予後，骨粗鬆症，身体活動性，筋肉量と関連するとされ，COPDの増悪で進行します。

▶ 「非気腫型COPD」は末梢病変が優位ですが，咳，痰などの慢性気管支炎の症状は，COPDの増悪，頻回の入院などが関連するとされています。

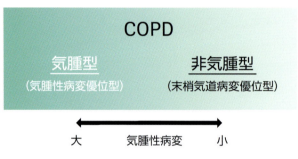

図2 COPDの病型
（文献1より転載）

---

2. COPDの原因

POINT! ほとんどがタバコ

▶ COPD発症の原因としては，喫煙や大気汚染などの外因性因子と，遺伝素因などの内因性因子があります（表1）。COPD症例の約90％に喫煙歴があり，最大の危険因子としてはタバコ煙とされています[2]。ただ，すべての喫煙者ではなく，肺気腫やCOPDを発症するのは喫煙者の15〜20％[3]のため，COPDになりやすい人，なりにくい人など，タバコに対する感受性を規定する遺伝素因が考えられています[4]。もちろん能動的な喫煙だけでなく，受動喫煙のような環境中のタバコ煙の吸入もCOPD発症の危険因子です[5,6]。

▶ タバコ煙以外にも，COPD症例の約15％が職場での曝露が原因という報告もあります[7,8]。農業，畜産，炭鉱，トンネルやコンクリート工事，ゴム加工などあらゆる職種の職場で発生する粉塵やヒューム，化学物質などがCOPD発症と関連している[9]ので，喫煙歴の聴取

▶とともに詳細な職業歴の聴取が重要となります。
▶また肺の発育障害もCOPD発症の原因になるとされています。40歳前の1秒量が予測値の80％未満だった場合に，80％以上の人と比べてCOPD発症率が19％高かったという報告もあります[10]。

表1　COPDの危険因子

	最重要因子	重要因子	可能性の指摘されている因子
外因性因子	タバコ煙	大気汚染 受動喫煙 職業性の粉塵や化学物質への曝露 バイオマス燃焼煙	呼吸器感染 小児期の呼吸器感染 妊娠時の母体喫煙 肺結核の既往 社会経済的要因
内因性因子	AATD	小児喘息	遺伝子変異 気道過敏性 COPDや喘息の家族歴 自己免疫 老化

AATD：α_1-antitrypsin deficiency，α_1-アンチトリプシン欠乏症　　　　　（文献1より転載）

3. COPDの病態

POINT!　末梢気道病変と気腫性病変による気流閉塞，air trapping，肺過膨張が病態の本態

▶COPDでは，①中枢気道，②末梢気道，③肺胞領域，④肺血管，に病的な変化が現れます[11]（**図3**）[1]。
▶COPDの肺病変はタバコ煙などの有害物質を吸入することによる慢性炎症が原因と考えられています[12]。中枢気道では気管支粘膜に杯細胞の増生と扁平上皮化生が認められ，気管支粘膜下腺の増大とともに気道過分泌による喀痰増加症状の一因となります。

正常　　　　　　　　　　　　　　　COPD

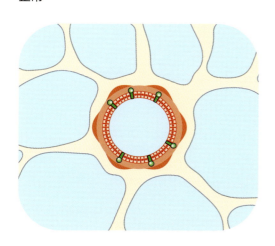
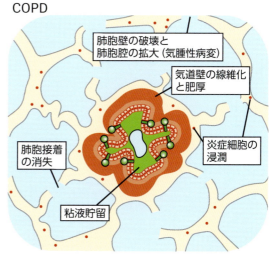

図3　COPDの末梢気道と肺胞領域の病変　　　　　　　　　　　　　　（文献1より作成）

末梢気道病変と気腫性病変は気流閉塞の原因となり，肺血管病変は肺高血圧を引き起こします。

▶ 特に末梢気道病変と気腫性病変が気流閉塞の原因となります。COPD症例によって末梢気道病変と気腫性病変の関与の割合が異なることは前述しました。末梢気道病変では，炎症細胞浸潤による気道壁の炎症や線維化，喀痰貯留などが要因で気流閉塞をきたします。気道壁肥厚の程度と肺機能検査での1秒量とに逆相関を認めることが知られています[13]。

▶ 気腫性病変は末梢気道への肺胞接着の消失や弾性収縮力の低下から気流閉塞をきたします。特に呼気時の気流閉塞の原因となり，air trappingを引き起こします。COPD症例では労作時のair trappingが強く，肺の過膨張が生じると残気量が増加，最大吸気量（inspiratory capacity；IC）が減少します[14]（図4）[1]。このICの減少が労作時呼吸困難や運動耐容能の低下につながります。この労作や運動に伴う末梢気道の虚脱によるair trappingは動的肺過膨張と呼ばれます（図5）[15]。このair trappingにより肺過膨張が進行し，身体活動性が低下し，さらに呼吸筋や全身の筋肉の機能低下，ディスコンディショニングをきたします。また肺過膨張から呼吸困難や不安感を悪化させ，その結果頻呼吸となることでさらに動的肺過膨張を招き，QOLを低下させる悪循環をきたすこと

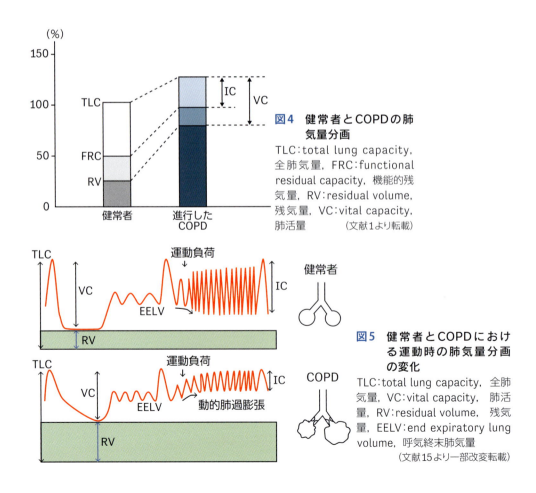

図4 健常者とCOPDの肺気量分画
TLC：total lung capacity，全肺気量，FRC：functional residual capacity，機能的残気量，RV：residual volume，残気量，VC：vital capacity，肺活量　　（文献1より転載）

図5 健常者とCOPDにおける運動時の肺気量分画の変化
TLC：total lung capacity，全肺気量，VC：vital capacity，肺活量，RV：residual volume，残気量，EELV：end expiratory lung volume，呼気終末肺気量
（文献15より一部改変転載）

がCOPDの病態と考えられています（**図6**）[16]。

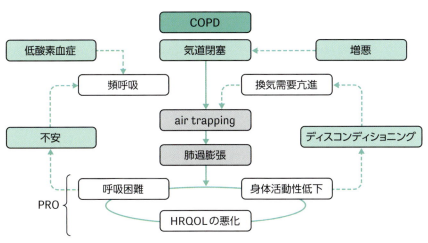

図6　COPDの病態とQOL悪化の悪循環
PRO：patient reported outcome，患者報告アウトカム
HRQOL：health-related quality of life，健康関連QOL
（文献16より作成）

▶以前はCOPDにおいて1秒量の低下は年々進行する，と考えられていましたが，一部のCOPDで1秒量が変わらない症例が存在することが「北海道コホート」で指摘されています（**図7**）[17]。また肺胞構造の破壊についても同様に，年々高度の気腫化を認める症例と，気腫性病変の程度があまり変わらない症例にわかれることが知られています（**図8**）[18]。

▶COPDでは肺胞構造の破壊と気道狭窄から換気不均等が生じます。肺胞構造の破壊により肺の毛細血管床が減少し，血流の不均等分布も起こります。これらの要因から換気血流比（ventilation-perfusion ratio；V_A/Q）ミスマッチが起こり，低酸素血症を認めます。軽症・中等症のCOPDではV_A/Qミスマッチがあるにもかかわらず$PaCO_2$は正常値を示すことが多いのですが，$PaCO_2$上昇を認めると呼吸中枢の化学受容体が刺激され，肺胞換気量が増加するためと言われています。さらに重症COPDとなり，高度の換気障害がある場合には，肺胞低換気から高二酸化炭素血症を認めるようになります。

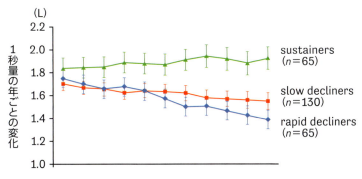

図7　COPD症例における1秒量の経年変化
（文献17より改変）

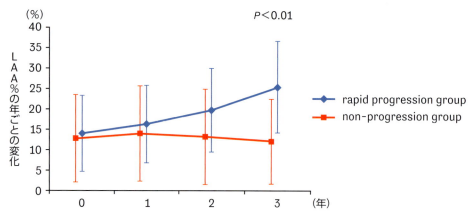

図8 COPD症例における気腫性病変の経年変化
LAA：low attenuation area，低吸収領域 （文献18より改変）

　重症COPDでは横隔膜の呼吸筋疲労も生じるため，肺胞低換気や高二酸化炭素血症，低酸素血症が進み，悪循環に陥ることもしばしばあります。

▶タバコ煙などの有害物質の刺激により杯細胞の増生と扁平上皮化生，気管支粘膜下腺の増大とともに気道過分泌による喀痰が増加します。COPDに特徴的な咳，痰の症状や気流閉塞の原因となります。

◀文献▶
1) 日本呼吸器学会COPDガイドライン第6版作成委員会，編：COPD（慢性閉塞性肺疾患）診断と治療のためのガイドライン2022（第6版）．メディカルレビュー社，2022．
2) Svanes C, et al：Thorax. 2010；65(1)：14-20．
3) Am J Respir Crit Care Med. 1996；153(2)：861-5．
4) Lundbäck B, et al：Respir Med. 2003；97(2)：115-22．
5) Garcia-Aymerich J, et al：Thorax. 2003；58(2)：100-5．
6) Yin P, et al：Lancet. 2007；370(9589)：751-7．
7) Salvi SS, et al：Lancet. 2009；374(9691)：733-43．
8) Balmes J, et al：Am J Respir Crit Care Med. 2003；167(5)：787-97．
9) Mehta AJ, et al：Am J Respir Crit Care Med. 2012；185(12)：1292-300．
10) Lange P, et al：N Engl J Med. 2015；373(2)：111-22．
11) Barnes PJ：N Engl J Med. 2000；343(4)：269-80．
12) Agustí A, et al：N Engl J Med. 2019；381(13)：1248-56．
13) Hogg JC, et al：N Engl J Med. 2004；350(26)：2645-53．
14) 日本呼吸器学会肺生理専門委員会呼吸機能検査ハンドブック作成委員会，編：呼吸機能検査ハンドブック．メディカルレビュー社，2021．
15) 藤本圭作，他：日呼吸ケアリハ会誌．2021；29(3)：430-5．
16) Troosters T, et al：Respir Res. 2013；14(1)：115．
17) Nishimura M, et al：Am J Respir Crit Care Med. 2012；185(1)：44-52．
18) Tsutsumi A, et al：Sci Rep. 2021；11(1)：9548．

執筆：田中希宇人

第1章　病態

3 ACO（喘息・COPD）の病態

1. ACOの定義

> **POINT!** ACO＝喘息＋COPD

▶ 気管支喘息と慢性閉塞性肺疾患（chronic obstructive pulmonary disease；COPD）は，慢性の経過をたどる呼吸器症状の原因として有病率の高い病気です。この慢性気道症状を持つ症例の中に，気管支喘息とCOPDの両方の特徴を持つ症例があることが指摘されるようになりました（**図1**）。

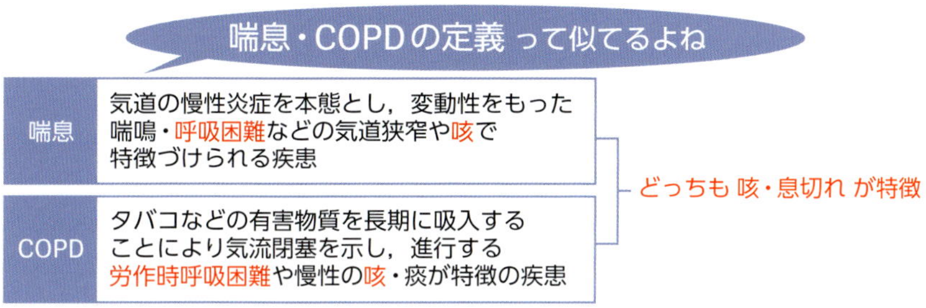

喘息・COPDの定義 って似てるよね

喘息	気道の慢性炎症を本態とし，変動性をもった喘鳴・呼吸困難などの気道狭窄や咳で特徴づけられる疾患
COPD	タバコなどの有害物質を長期に吸入することにより気流閉塞を示し，進行する労作時呼吸困難や慢性の咳・痰が特徴の疾患

どっちも 咳・息切れ が特徴

図1　喘息とCOPDの定義

▶ 気管支喘息とCOPDを合併している症例は，それぞれ単独で罹患している症例に比べて増悪が頻回であり，健康関連QOLがより障害され，呼吸機能が急速に低下することや予後が不良であることなどが指摘されていました。

▶ このような背景から，2017年のGINA（Global Initiative for Asthma）で「喘息とCOPDのオーバーラップ（asthma and COPD overlap；ACO）」という呼称が提唱された経緯があります〔一方，GOLD（Global Initiative for Chronic Obstructive Lung Disease）では2020年に，喘息とCOPDは共通の症状や臨床的特徴を共有する可能性があるものの，異なる疾患であるという位置づけを示しています〕。

▶ ACOは喘息の特徴とCOPDの特徴がオーバーラップする病態であり，「慢性の気流閉塞を示し，喘息とCOPDのそれぞれの特徴を併せ持つ病態」と定義されています。実臨床でもよく経験されますが，初診時や病初期には明らかでなかった喘息・COPDの症状や特徴が，経過とともに顕在化することがあります。

2. ACOの診断

> **POINT!** ACOは，喘息っぽさ・COPDっぽさを意識せよ！

▶ ACOと診断する際には，経過を追って診療にあたることが重要です（**図2**）[1]。実際は

咳，痰，息切れなどの症状で，閉塞性換気障害を認めるような場合に，「喘息っぽさ」「COPDっぽさ」がどれくらいあるのか，いくつかの身体所見や検査所見から総合的に判断していくことになります。経験豊富な呼吸器内科医でも，1回の診療だけでACOを診断することはなかなか困難なことが多いです（図3）。

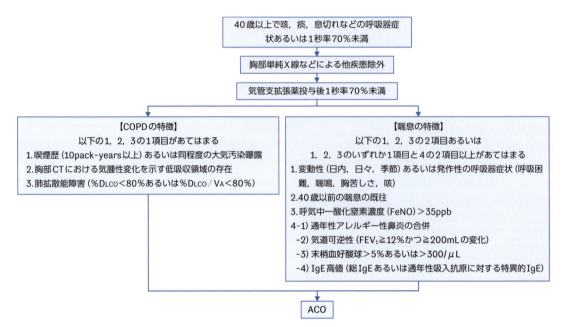

図2　ACOの診断手順
【第1段階】40歳以上で呼吸器症状あるいは呼吸機能検査で1秒率70％未満を指摘され受診した場合には，識別を要する疾患（びまん性汎細気管支炎，先天性副鼻腔気管支症候群，閉塞性汎細気管支炎，気管支拡張症，肺結核，塵肺症，リンパ脈管筋腫症，うっ血性心不全，間質性肺疾患，肺がん）を否定した上で気管支拡張薬投与後の1秒率を測定する
【第2段階】COPDの特徴および喘息の特徴について問診［咳・痰・呼吸困難などの呼吸器症状は，喘息は変動性（日内，日々，季節性）あるいは発作性，COPDは慢性・持続性］および検査する
【第3段階】ACOの診断は，COPDの特徴の1項目＋喘息の特徴の1，2，3の2項目あるいは1，2，3のいずれか1項目と4の2項目以上。COPDの特徴のみあてはまる場合はCOPD，喘息の特徴のみがあてはまる場合は喘息（リモデリングのある）と診断する
（文献1より転載）

▶症状は主に，咳，痰，喘鳴，息切れ，呼吸困難とされていますが，いずれも慢性の気道疾患に共通しており，特徴的なものではありません。ただACOでは，このような気道症状がCOPDや喘息単独で罹患している症例よりも強く出ることや，その頻度が高いことが知られています。

▶喘息の特徴としては，末梢血好酸球，呼気中一酸化窒素濃度（FeNO），IgEなどタイプ2炎症の存在が重要となります。末梢血好酸球では白血球の5％，絶対値で300/μLをカットオフとしています。またFeNOは，米国胸部学会（American Thoracic Society；ATS）/欧州呼吸器学会（European Respiratory Society；ERS）では25ppbと50ppb以上が好酸球性気道炎症の指標とされています。『タイプ2炎症バイオマーカーの手引き』では，35ppb以上を高値域と判定することが提唱されています。

▶ また，血清総IgE値が高いことはCOPD症例においてもアトピー型喘息の合併を示唆している所見になります。

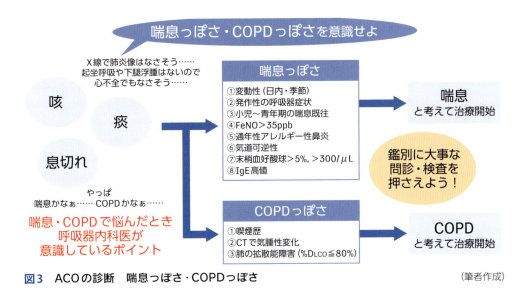

図3 ACOの診断 喘息っぽさ・COPDっぽさ （筆者作成）

3. ACOの有病率

POINT! ACOの有病率はまちまち

▶ 一般住民におけるACOの有病率は0.9～11.1％と報告されています[1]。ACOは多様性のある病態ですので，疫学研究を見てみますと定義や診断基準がまちまちで，研究ごとにばらついています。若年集団ではCOPDの頻度が下がりますし，高齢者を多く含む集団の場合には自然とACOの有病率は高くなります。また喘息を対象としたACOの有病率は13.3～61.0％とされ，COPDを対象とした研究では12.1～66.0％とされています。

4. ACOの病態

POINT! 喘息とCOPDに共通する病態

▶ 喘息もCOPDも1つの病態からなる単一疾患ではありません。多様な病態からなる症候群として知られていますので，喘息・COPDにオーバーラップするいくつかの病態があります。つまり喘息・COPDの両方の臨床的特徴を併せ持つ症例がありますし，タイプ2炎症と好中球性気道炎症が同一症例に混在することなどもありますので，大変複雑かつ多様です（図4）。年齢や季節，併存症の存在や治療内容によっても，実臨床でみられる症状に違いが出てきますので，症例ごとに病態を把握していくことが重要になります。

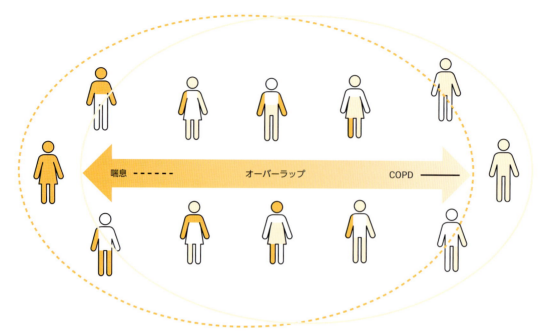

図4 喘息とCOPDとのオーバーラップのイメージ （文献1より引用）

▶喘息とCOPDで共通する病態としては，①肺の成長障害，②小児期の喘息，③気道リモデリング，④気道上皮バリア機能・粘膜防御機構の障害，⑤胃食道逆流症，などが考えられています（**表1**）[1]。

表1　喘息とCOPDとのオーバーラップを構成する病態

1. 主に喘息の臨床徴候と関連する基本病態 　1) 2型気道炎症 　2) 気道過敏性 　3) ウイルス易感染性
2. 主にCOPDの臨床徴候と関連する基本病態 　1) 好中球性気道炎症 　2) 喫煙 　3) 加齢
3. 喘息とCOPDに共通する基本病態 　1) 肺の成長障害 　2) 小児期の喘息 　3) 気道リモデリング 　4) 気道上皮バリア機能・粘膜防御機構の障害 　5) 胃食道逆流症

（文献1より転載）

▶肺の成長障害に関しては，出生時の気流閉塞が喘息発症にも，COPD発症にも関連することが報告されています[2, 3]。幼少期のウイルス感染，母体の喫煙，両親の喘息が肺の成長障害と関連しています。また，もともと喘息に罹患していること自体で，喘息がない場合と比較して，慢性気管支炎・肺気腫・COPDをそれぞれ10倍，17倍，12.5倍発症

しやすくなることが報告されています[4]。特に喘息が重症であった場合には，喫煙したときのCOPD発症リスクも著明に増大することがわかっています。長期の喘息の罹患が気道リモデリングを起こし，気流閉塞をきたすことがCOPD発症に関わっていると考えられます。

▶また10歳未満に喘息を発症した群と，10歳以降に発症した群の比較検討では，10歳未満に喘息を発症した群が気流閉塞をきたすリスクが高く，喘息のない場合と比べて20倍気流閉塞をきたすことが知られています[5]。

▶喘息とCOPDのいずれも気道の構造変化，すなわちリモデリングをきたします。喘息で杯細胞・粘液腺の過形成，平滑筋の増大，血管新生などがあり，COPDでは扁平上皮化生，杯細胞の過形成，上皮間葉転換，血管の炎症性変化，気道の線維化や肥厚，気腫化などが観察されます。喘息とCOPDを合併している場合には，同じ患者の気管/気管支においても様々なバランスで両者が混ざり合って起こることがあります。気道のリモデリングは宿主や外的刺激の要因以外に，罹病期間や病気の重症度，治療内容やコントロール状況にも影響を受けます。喘息とCOPDは発症年齢に差がありますので，気道リモデリングの特徴には類似点と相違点がみられることに注意して下さい（表2，図5）。

▶気道粘膜は粘液と線毛が保護的に働いていますが，粘膜や線毛の機能不全は喘息やCOPDなど，多くの呼吸器疾患の病因に関係していると言われています。通常は喀痰中のMUC5B含有量が優位ですが，喘息やCOPDではMUC5ACが増加することが知られています[6]。

▶喫煙やウイルス感染によって気道上皮が傷害を受けたり，バリア機能が損なわれたりして喘息やCOPDの病態形成に関与するとされています。バリア機能の破綻が免疫防御能の低下，線毛運動障害，粘液分泌過多，吸入アレルゲンに対するIgEの感作，好中球炎症の促進に関わることも報告されています[7, 8]。

表2 気道リモデリングにおける喘息とCOPDの類似点・相違点

気道壁構造	喘息	COPD
壁の肥厚	++（ただし若年者にはみられない）	++（末梢気道に優位）
粘膜上皮の剥離	+++	ほぼみられない
扁平上皮の化生	+	++（末梢気道で化生）
杯細胞の化生	++（特に中枢気道）	++（末梢気道で化生）
粘膜下腺の増生	++	++
基底膜の肥厚	+++	ほぼみられない
平滑筋の過形成	++（気道全体）	++（末梢気道に優位）
血管の増生	+（特に重症例）	−（血管領域の拡張）
間質のコラーゲン沈着	+（特に重症例）	++（末梢気道のみ）

−：認められない，+：軽度，++：中等度，+++：高度に認められる　　　　　　　　（文献1より転載）

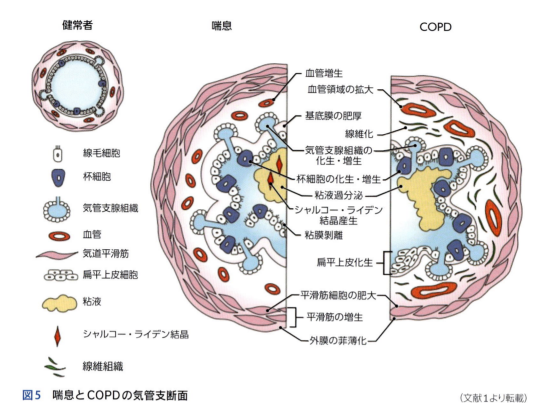

図5 喘息とCOPDの気管支断面　　　　　　　　　　　　　　　　　　　　　　（文献1より転載）

▶また頻度の高い病態として，胃食道逆流症（gastroesophageal reflux disease；GERD）が知られています。GERDは多くの呼吸器疾患の原因や増悪因子とされ，喘息とCOPDのいずれにも高い頻度で認められます。下部食道括約筋の神経反射から起こる胃内容物吸引による影響や，気道上皮バリアの傷害が指摘されています[9]。

◀文献▶

1) 日本呼吸器学会喘息とCOPDのオーバーラップ（Asthma and COPD Overlap：ACO）診断と治療の手引き第2版作成委員会，編：喘息とCOPDのオーバーラップ（Asthma and COPD Overlap：ACO）診断と治療の手引き 2023．第2版．メディカルレビュー社，2024．
2) Håland G, et al：N Engl J Med. 2006；355(16)：1682-9.
3) McGeachie MJ, et al：N Engl J Med. 2016；374(19)：1842-52.
4) Tai A, et al：Thorax. 2014；69(9)：805-10.
5) Aanerud M, et al：Eur Respir J. 2015；45(3)：635-43.
6) Ma J, et al：Chest. 2018；154(1)：169-76.
7) Hiemstra PS, et al：Eur Respir J. 2015；45(4)：1150-62.
8) Hizawa N：Allergol Int. 2023；72(1)：3-10.
9) Lee AS, et al：Ann Am Thorac Soc. 2020；17(2)：155-64.

執筆：田中希宇人

第1章 病態

4 喘息・COPDに似た病態の疾患

1. 閉塞性換気障害をきたす肺疾患

POINT! 圧倒的に喘息・COPDが多いが他疾患を忘れない

▶喘息や慢性閉塞性肺疾患（chronic obstructive pulmonary disease；COPD）の診断に重要なのは呼吸機能検査です。肺機能検査で1秒率が70％未満をきたす，すなわち閉塞性換気障害が喘息やCOPDの病態の本態と言えるでしょう。COPDは1秒率70％未満が診断基準としてありますが，喘息では病状が安定しているような場合，閉塞性換気障害の基準を満たさないこともあります。

▶肺機能検査で閉塞性換気障害をきたす肺疾患の代表はCOPDと喘息です。実臨床の現場でも圧倒的に頻度が高く，肺機能検査で閉塞性換気障害を見つけたときにはこの2つの疾患を念頭に置いて診療にあたる必要があります。

▶ただし気をつけなければいけないのが，時にCOPDや喘息ではない疾患の可能性があることです。閉塞性換気障害をきたす他の疾患としては，びまん性汎細気管支炎（diffuse panbronchiolitis；DPB），副鼻腔気管支症候群（sinobronchial syndrome；SBS），気管支拡張症（bronchiectasis；BE），閉塞性細気管支炎（bronchiolitis obliterans；BO），リンパ脈管筋腫症（lymphangioleiomyomatosis；LAM）などが挙げられます（図1）。

閉塞性換気障害をきたす肺疾患

①COPD
②気管支喘息
　　　　　圧倒的に頻度が高い
③びまん性汎細気管支炎（DPB）・副鼻腔気管支症候群（SBS）・気管支拡張症（BE）
④閉塞性細気管支炎（BO）
⑤リンパ脈管筋腫症（LAM）　など

図1 閉塞性換気障害をきたす肺疾患

(1) びまん性汎細気管支炎（DPB）

▶DPBは慢性の湿性咳嗽，膿性痰を認める肺疾患です。X線で両肺のびまん性散布性粒状影，CTで両肺のびまん性小葉中心性粒状病変や気管支拡張像など，特徴的な陰影を示します。肺機能検査では閉塞性換気障害を呈します。採血で寒冷凝集素価が高値を認めることが参考所見[1]となります。

▶治療としては少量マクロライド療法にエビデンスがあり，最低でも6カ月以上の投与期間とします[2]。第一選択はエリスロマイシンであり，*Mycobacterium avium* complex（MAC）症に耐性化を起こすことがあるため，クラリスロマイシンやアジスロマイシン

の単独投与は控えます。

（2）副鼻腔気管支症候群（SBS）

▶SBSは慢性・反復性の好中球性気道炎症が上気道・下気道に合併した病態です。下記が
診断基準となっています。

---

①呼吸困難発作を伴わない8週間以上続く湿性咳嗽

②次の所見のうち1つ以上を認める

　・後鼻漏・鼻汁・咳などの副鼻腔炎様症状

　・敷石状所見を含む，口腔鼻咽頭における粘液性／粘膿性の分泌液

　・副鼻腔炎を示唆する画像所見

③マクロライド系抗菌薬や喀痰調整薬による治療が有効

▶症状としては慢性湿性咳嗽，慢性の鼻閉感，後鼻漏，coarse cracklesやrhonchiが聴取
されることが特徴です。肺機能検査では正常から軽度閉塞性換気障害をきたすことが
あります。

▶治療としては少量マクロライドが第一選択となっています。耳鼻咽喉科と連携をとっ
て診療にあたる疾患です。

（3）気管支拡張症（BE）

▶BEは，主に乳幼児期の下気道の感染症により気管支や肺胞の発育に障害が現れ，気管
支が不可逆的に拡張してしまう疾患です。そのほかに先天性のものや，免疫異常など
で起こることもあります。先天性の原因としては原発性線毛機能不全があります。

▶また関節リウマチ患者においては，リウマトイド因子や抗環状シトルリン化ペプチド
（cyclic citrullinated peptide；CCP）抗体陽性者ではさらにBEの有病率・リスクが高い[3]
ことが知られています。

▶原因の約30％が感染性と言われていますが，同じく約30％程度が原因のわからない特
発性とされています。

▶慢性経過の咳や膿性痰，血痰が特徴で，BEの約10％に非結核性抗酸菌症（nontubercu-
lous mycobacteria：NTM）を合併する[4]ので注意が必要です。

▶X線やCTで気管支拡張像を認めることで診断されます。肺機能検査では閉塞性換気障
害を呈します。

▶結核，NTM，アレルギー性気管支肺アスペルギルス症（allergic bronchopulmonary as-
pergillosis；ABPA），DPB，がんなどによる気道閉塞などにより続発性のBEとなること
があります。気管支拡張が先行し，慢性下気道感染を起こす場合と，先に感染症や
ABPAがあり，その結果として気管支拡張が起こる場合があります。

▶治療としては去痰薬や少量マクロライド療法の適応となりますが，拡張してしまった
気管支は不可逆的であり根治は難しいです。また拡張した気管支には異常血管が増生
することがあり，その部分からの出血で血痰や喀血を認めることがあります。

▶血痰が頻回に認められる場合には，造影ダイナミックCTで出血部位の同定や動脈瘤の形成がないかどうかの検索をし，必要に応じて血管造影による気管支動脈塞栓術（bronchial artery embolization；BAE）や手術を行うケースもあります。

(4) 閉塞性細気管支炎（BO）

▶BOは，様々な原因により末梢気道である細気管支の不可逆的閉塞をきたすことにより呼吸不全を呈する疾患です。マイコプラズマ感染やウイルス感染，自己免疫疾患，臓器移植や骨髄移植などが誘因で発症することが知られています。BOの原因や病態は不明瞭な部分が多く，中には原因がまったく推測できない特発性の場合があることから，難病指定されています。

▶症状は，乾性咳嗽と労作時呼吸困難で，肺機能検査では高度の閉塞性換気障害を示します。X線ではほとんどが正常所見であり，所見があったとしても軽度の過膨張を認めるのみです。

▶病理所見により，生検で得られた肺組織に細気管支領域における粘膜下や細気管支周辺の線維化・瘢痕化が斑紋状に分布する所見が認められれば確定診断となります。

▶経過は急激に発症し急速に進行する場合や，急激に発症しつつも慢性の経過をたどる場合，緩徐に発症し慢性の経過をたどる場合など様々です。ただ病勢は不可逆的であり予後不良とされており，繰り返す気胸，気道感染，高二酸化炭素血症などで終末期を迎えるケースが多いとされています。

▶確立された治療法がなく，気管支拡張薬をメインにCOPDに準じた治療が行われています。

(5) リンパ脈管筋腫症（LAM）

▶LAMは平滑筋様の腫瘍細胞（LAM細胞）が増殖し，緩徐に肺に多発性嚢胞を形成する腫瘍性の疾患です。単独で発生する孤発性LAMと，結節性硬化症（tuberous sclerosis complex；TSC）に伴って発生するTSC-LAMに分類されます。孤発性LAM，TSC-LAMともに*TSC*遺伝子の異常が発症に関与しています。

▶若い女性に発症し，病勢進行に伴い，呼吸困難，咳嗽，血痰，乳び胸水・腹水，下肢のリンパ浮腫，リンパ脈管筋腫に伴う腹部腫瘤，腎血管筋脂肪腫に伴う症状（腹痛，血尿，貧血など）などの症状や気胸を繰り返すことがあります。肺の気腫性病変が進行すると，呼吸不全を呈することがあります。

▶気腫性病変による閉塞性換気障害に対しては，気管支拡張薬が症状改善に有用です。また，mTOR阻害薬であるシロリムスの有効性が報告され，肺機能の低下予防，乳び胸水・腹水の減少，腎血管筋脂肪腫の縮小効果があるとされています。

---

2. 喘鳴をきたす疾患

POINT! 喘鳴は喘息・COPDだけではない

▶喘鳴とは呼吸のヒューヒューという音が聴診器なしでも聞かれる状態で，気道の狭窄

している症状を表しています。喘鳴と言えば喘息やCOPDの増悪であることが多いですが，実臨床では他の疾患で聞かれることも多い所見です（**表1**）。

▶特に頸部で強く聴取され，呼気よりも吸気時に強く聴取されるストライダー（stridor）には注意が必要です。stridorは上気道狭窄を示唆する所見です。吸気時にのみ聴取される場合には抜管後の声帯浮腫や，喉頭軟化症などの胸郭外病変を，呼気時にも聞こえるようであれば気管支軟化症などの胸郭内病変を想起します。

▶喘鳴も突然発症するような場合には，喘息の増悪のほかにアナフィラキシーによる喉頭浮腫や異物誤嚥を考え，迅速に対応します。持続するような喘鳴であれば気管/気管支の腫瘍性病変を疑います。

▶発熱や強い咽頭痛に喘鳴が伴う場合には急性喉頭蓋炎や膿瘍を考えます。また稀ではありますが，耳や鼻の軟骨の腫脹や発赤を認める場合には再発性多発軟骨炎など，時に出くわす疾患もあります。

表1 喘鳴を認めるときに考える疾患

上気道	胸郭外	後鼻漏・喉頭蓋炎・喉頭浮腫・挿管/抜管後の浮腫や肉芽腫・気管内腫瘍・アナフィラキシー・再発性多発軟骨炎・声帯麻痺（両側）・多発血管炎性肉芽腫症
	胸郭内	気管内腫瘍・気管異物/誤嚥・気管軟化症・気管炎/気管支炎
下気道		気管支喘息・COPD・肺水腫・気管支炎/細気管支炎・肺血栓塞栓症・気管支拡張症

(筆者作成)

3. 咳をきたす疾患

POINT! 咳嗽は「急性/慢性」「湿性/乾性」でわけてみよう！

▶咳はその持続期間で3週間未満の急性咳嗽，3〜8週間の遷延性咳嗽，8週間以上続く慢性咳嗽にわけられます。急性咳嗽の多くは気道のウイルス感染や細菌感染など感染性の病態が原因となることが多く，慢性になるにつれて感染性の頻度が下がってくることが一般的です（**図2**）[5]。

▶痰が絡むような湿性咳嗽の原因として最も頻度が高い疾患はウイルス性の普通感冒，慢性咳嗽の原因として頻度の高い疾患は咳喘息とされています。その他，アトピー咳嗽，COPD，胃食道逆流や後鼻漏も慢性咳嗽の原因と言われていますが，研究や報告によって頻度はまちまちです。

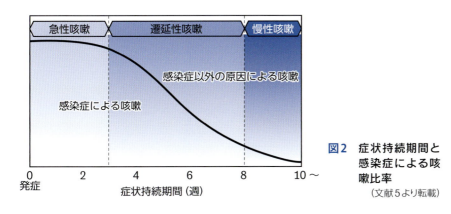

図2 症状持続期間と感染症による咳嗽比率

(文献5より転載)

- また，咳嗽に喀痰を伴うかどうかで湿性咳嗽と乾性咳嗽にわけられます（**表2**）。
- 喀痰が絡むような湿性＋急性咳嗽の場合には気管支炎や細菌性肺炎などの感染性疾患や，肺水腫や喘息・COPDの急性増悪を疑います。湿性＋慢性咳嗽の場合には気管支喘息や咳喘息などの非感染性疾患を疑います。
- 乾性＋急性咳嗽の場合にはマイコプラズマ肺炎などの非定型肺炎を疑いますし，乾性＋慢性咳嗽の場合には喘息やCOPDの慢性期の病態を疑うことが多いです。

表2 咳のタイプと疑われる疾患・病態

	急性	慢性
湿性	気管支炎や細菌性肺炎などの感染性疾患，肺水腫や喘息・COPDの急性増悪	気管支喘息や咳喘息などの非感染性疾患
乾性	マイコプラズマ肺炎などの非定型肺炎	喘息やCOPDの慢性期の病態

- 急性咳嗽は感染性の原因が多いため，喀痰のグラム染色や培養，血清学的な検査や尿中抗原検査で原因を絞っていきます。遷延性〜慢性咳嗽に特徴的な病歴として，咳喘息であれば夜間〜早朝の症状の悪化や季節による症状の変動，1日のうちでも変動のある症状などが挙げられます。
- 胸焼けなどの消化器症状や，就寝時や前屈時など腹部が圧排されるような状況で咳が誘発されるような場合には胃食道逆流症（gastroesophageal reflux disease；GERD）を考えます。
- 感染後咳嗽であれば先行する上気道炎の存在が特徴的です（**表3**）[5]。喫煙歴や薬剤服用歴，アトピー素因の有無などの問診も重要になります。

表3 遷延性〜慢性咳嗽の原因疾患に特徴的な病歴

原因疾患	病歴
咳喘息	夜間〜早朝の悪化（特に眠れないほどの咳や起坐呼吸），症状の季節性・変動性
アトピー咳嗽／喉頭アレルギー（慢性）	症状の季節性，咽喉頭のイガイガ感や瘙痒感
SBS	慢性副鼻腔炎の既往・症状，膿性痰の存在
GERD	食道症状（胸やけなど）の存在，会話時・食後・起床直後・就寝直後・上半身前屈時の悪化，体重増加に伴う悪化，亀背の存在
感染後咳嗽	上気道炎が先行，徐々にでも自然軽快傾向（持続期間が短いほど感染後咳嗽の可能性が高くなる）
COPD，慢性気管支炎	現喫煙者の湿性咳嗽
ACE阻害薬による咳	服薬開始後の咳

（文献5より転載）

◀文献▶

1) Kudoh S, et al：Clin Chest Med. 2012；33(2)：297-305.

2) Nagai H, et al：Respiration. 1991；58(3-4)：145-9.

3) Choi H, et al：Chest. 2024；165(6)：1330-40.

4) Zhou Y, et al：BMJ Open. 2022；12(8)：e055672.

5) 日本呼吸器学会咳嗽・喀痰の診療ガイドライン2019作成委員会，編：咳嗽・喀痰の診療ガイドライン2019. メディカルレビュー社，2019.

執筆：田中希宇人

第2章　診察

1 喘息診療の実際

1. 喘息（安定期）の問診

POINT!　「喘鳴を伴った息苦しさ」の訴えが特徴的

▶喘息の診断には，「ゴールドスタンダード」と言われるような客観的な指標はありません。種々の喘息を疑う所見や，問診・身体所見を総合的に判断して，「喘息」と診断します。問診だけで診断するわけではありませんので心配はいりませんが，喘息らしさをとらえるための問診は大変重要であり，しっかりマスターしていきたいところです。

▶喘息を疑う所見はいくつかありますが，比較的特徴的なのは喘鳴と呼吸困難です[1]。喘鳴とは，喘息増悪時に聴診器などを使わなくても「ゼーゼー」という音が聞かれる状態のことを指します。それ以外にも咳嗽，喀痰の増加，胸部絞扼感など，訴えや症状は様々です。逆に喘息以外の疾患でも，喘鳴や呼吸困難を認めることは数多くありますので，初期診療では感染性疾患の除外が重要になります。呼吸器以外の疾患の可能性についても，十分検討します。さらに，年齢や喫煙歴，併存症の有無も聴取します。

▶喘息の際に典型的に認められる症状として[2]，下記の3つといった問診がある場合には，「喘息」である可能性が高いとされています。

①変動性や季節性のある喘鳴・息切れ・咳・胸部絞扼感などの症状

②1日のうち，夜間や早朝に増悪する傾向

③症状が感冒・運動・アレルゲン曝露・天候の変化・笑い・大気汚染・強い臭気などで誘発

▶特に繰り返す喘鳴がある場合は，喘息診断において特異性が高いとされています[3]。また頻度が高い症状として，咳嗽が挙げられます。ただし，喘息患者がすべての症状を正確に訴えない可能性もありますので，注意が必要です。『喘息診療実践ガイドライン2024』では，喘息を疑う症状の大項目1つと小項目1つ以上を認めれば，喘息を疑って診療せよ，という流れで考えられています（**表1**）[4]。

▶これらの特徴的な症状の変動幅が大きく，繰り返す症状の間に無症状の時期も存在する場合には，より強く喘息を考えます。慢性閉塞性肺疾患（chronic obstructive pulmonary disease；COPD）や中枢気道の狭窄でも，喘鳴や呼吸困難をきたすことはありますが，症状の変動幅は小さく，無症状な時期があることは稀です。

2. 喘息（安定期）と疑うときの追加問診

POINT!　治療反応性・既往・生活歴・職業歴族歴など詳細に

▶喘息に特徴的な症状が複数認められ，「これは喘息かも」と考えたときに，さらに追加の

表1　喘息を疑う患者に対する問診チェックリスト

大項目		■　喘息を疑う症状 (喘鳴, 咳嗽, 喀痰, 胸苦しさ, 息苦しさ, 胸痛) がある
小項目	症状	□ 1 ステロイドを含む吸入薬もしくは経口ステロイドで呼吸器症状が改善したことがある □ 2 喘鳴 (ゼーゼー, ヒューヒュー) を感じたことがある □ 3 3週間以上持続する咳嗽を経験したことがある □ 4 夜間を中心とした咳嗽を経験したことがある □ 5 息苦しい感じを伴う咳嗽を経験したことがある □ 6 症状は日内変動がある □ 7 症状は季節性に変化する □ 8 症状は香水や線香などの香りで誘発される □ 9 冷気によって呼吸器症状が誘発される
	背景	□ 10 喘息を指摘されたことがある (小児喘息も含む) □ 11 両親もしくはきょうだいに喘息がいる □ 12 好酸球性副鼻腔炎がある □ 13 アレルギー性鼻炎がある □ 14 ペットを飼い始めて1年以内である □ 15 血中好酸球が300/μL以上 □ 16 アレルギー検査 (血液もしくは皮膚検査) にてダニ, 真菌, 動物に陽性を示す

注) 大項目+小項目 (いずれか1つ以上) があれば喘息を疑う　　　　　　　　　　　　　　　　　(文献4より転載)

問診を行っていきます。

▶喘息を疑った際に行う追加の問診項目として, 以下の情報を収集して記載していきます。

① 症状の初発時期 (小児喘息なのか, 成人発症なのか)

② 過去の医療機関の受診歴

③ 症状に対する治療歴・治療反応性

④ 既往歴：副鼻腔炎・アレルギー性鼻炎・アトピー性皮膚炎・薬剤アレルギー・食物アレルギーなど

⑤ 喫煙歴：喫煙開始年齢・タバコの本数・加熱式タバコの使用や受動喫煙の有無

⑥ 生活歴：居住環境や, ペット飼育の有無

⑦ 職業歴：仕事と症状の関連, 粉塵曝露の有無

⑧ 家族歴：アトピー素因や, 喘息の家族歴

3. 喘息の急性増悪時の問診

POINT!　増悪時の問診は治療と並行しながら

▶「喘息の急性増悪」は, 以前「ぜんそく発作」と言われていました。呼気流量の低下に起因する急性〜亜急性の喘息症状の増加のことです。平時に比べ, 明らかに呼吸困難・咳嗽・喘鳴・胸痛などの呼吸器症状が悪化するとともに呼吸機能も低下し, 治療の強化や変更を余儀なくされる状況です[5]。重症喘息だけでなく, 軽症の場合や比較的コントロールが良好な喘息患者でも, 突然起きることがあります。全身性ステロイドや短時間作用型β_2刺激薬の吸入回数が増えるような場合にも,「喘息の急性増悪」と考えます。

▶喘息の増悪を疑うときに注意すべきポイントとして,以下の項目が挙げられます。

① 発症の時間と増悪の原因

② これまでの服薬状況,最後に使用した薬剤とその時間,およびステロイドの使用

③ これまでの喘息による入院の有無と,救急外来の受診状況

④ 喘息による呼吸不全や,気管挿管の既往の有無

⑤ 心肺疾患および合併症の有無(心不全・気胸・肺血栓塞栓症などは,特に注意を要する)

⑥ NSAIDs過敏喘息(=アスピリン喘息,aspirin-exacerbated respiratory disease;AERD)や,薬物アレルギーの有無

▶特にAERDに関しては,NSAIDs使用歴と副反応の有無,嗅覚障害,鼻茸や副鼻腔炎の既往,手術歴を確認することが重要になります。

▶もちろん急性増悪時には,患者も呼吸困難や咳嗽・喘鳴が強い場合が多いので,バイタルサインや症状を見て,治療と並行しながら問診や身体所見を行うことは言うまでもありません。

4. 喘息の身体所見

POINT! **呼気時の喘鳴が特徴的**

▶気管支喘息では,呼気時の高調性連続性副雑音(wheezes)が特徴的です。気道狭窄の程度によっては,吸気時にも聴取されることや,閉塞性換気障害を示す呼気延長を伴うこともあります。安静時に明らかなwheezesがなくても,勢いよく最後の最後まで吐かせる(強制呼気)ことで,wheezesが聴取されることがあります。逆に気道狭窄が高度だと,呼気時だけでなく,吸気時にも聴取されるようになります。

▶さらに狭窄が進み気道が閉塞すると,呼吸音が聴取されない(silent chest)こともあります(**図1**)。その場合は緊急事態なので,迅速な対応が望まれます。

▶wheezesが聴取される部位は,全肺野または限局性のこともありますが,同じ部位のみに聴取される場合には,気道異物や気管・気管支の腫瘍など,物理的な気道狭窄の可能性に注意します。明らかな聴診上の左右差や,水泡音(coarse crackles),捻髪音(fine crackles)が聴取される場合には,喘息以外の疾患を疑います。

▶喘息発作の際には,気胸や縦隔気腫を伴うことがありますので,頸部や前胸部での皮下気腫にも注意します。

▶喘息は変動性のある疾患のため,診察時にwheezesが聴取されなくても,喘息を否定する根拠とはなりませんので,注意が必要です。また,症状が落ち着いている時期の喘息患者は,強制呼気を行っても,通常はwheezesが聴取されず,聴診上,異常を認めません。

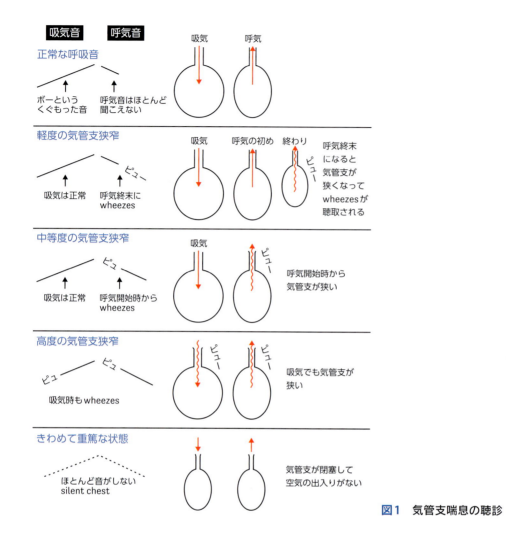

図1 気管支喘息の聴診

5. 喘息以外の疾患を疑う問診や身体所見

POINT! 常に喘息以外の疾患も念頭に

▶前述しましたが，明らかな呼吸音減弱や左右差，coarse cracklesやfine cracklesが認められる場合には，喘息以外の疾患を考えます。純粋な喘息では，咳・喘鳴・呼吸困難以外の身体所見が乏しいことが多いものですが，胸郭変形，呼吸補助筋の強調，頸静脈怒張や浮腫，進行性のるい痩，ばち指などの身体所見は，喘息以外の疾患を示唆します。

▶喘息以外の疾患を疑わせる所見として，以下の項目などが喘息の可能性を低くする身体所見として挙げられます。

①持続的な咳嗽や喀痰の症状があるにもかかわらず，喘鳴や呼吸困難を一向に伴わない

②症状は持続しているが，聴診所見が一貫して正常

③明らかなcoarse crackles，呼吸音の左右差がある

④喘鳴が，常に同じ部位に限局している

⑤頸部に最強点がある吸気喘鳴（stridor）や，吸気終末のみに目立つ喘鳴（squawk）がある

⑥起坐呼吸や下腿浮腫など，心疾患を疑わせる病歴や身体所見がある

⑦著明なふらつきや，末梢のしびれを伴う呼吸困難を認める

▶もちろん，喘息に他の病態が合併していることも，実臨床では往々にしてありますので，様々な可能性を考えて診療することが肝要です。

6. 喘息と鑑別を要する疾患

POINT! 上気道・中枢気道・下気道疾患，心疾患やその他の疾患など多彩

▶喘息が疑われる「喘鳴を伴った息苦しさ」を訴える際には，呼吸器疾患以外の疾患の可能性も考えます。特に肺炎や気管支炎などの感染性疾患，COPD，中枢気道狭窄，心不全などは遭遇する頻度も高く，しばしば喘息と鑑別困難なことがあります。

▶喘息と鑑別すべき疾患として，**表2**に挙げられるようなものがあります。診療の際に頭の片隅に置いておくと，役立つかもしれません。

表2　喘息診療を行う際に喘息と鑑別すべき疾患

上気道疾患	扁桃肥大 喉頭炎 喉頭蓋炎 喉頭狭窄 声帯機能不全/声帯麻痺 後鼻漏 アナフィラキシー 肥満症 多発血管炎性肉芽腫症
中枢気道疾患	気管内腫瘍 気道異物 気管軟化症 気管支結核 サルコイドーシス 再発性多発軟骨炎 単純ヘルペス気管気管支炎
気管支〜 肺胞領域の疾患	COPD びまん性汎細気管支炎 気管支拡張症 肺線維症 過敏性肺炎 誤嚥性肺炎 癌性リンパ管症
循環器疾患	うっ血性心不全/肺水腫 肺血栓塞栓症
薬剤	アンジオテンシン変換酵素阻害薬などによる咳
その他	自然気胸 迷走神経刺激症状 過換気症候群 心因性咳嗽

◀文献▶

1) Sistek D, et al：Respir Med. 2006；100(12)：2107-11.

2) Aaron SD, et al：Am J Respir Crit Care Med. 2018；198(8)：1012-20.

3) Aaron SD, et al：JAMA. 2017；317(3)：269-79.

4) 日本喘息学会：喘息診療実践ガイドライン2024. 協和企画, 2024, p5.

5) 日本アレルギー学会喘息ガイドライン専門部会, 監：喘息予防・管理ガイドライン2021. 協和企画, 2021.

執筆：田中希宇人

第2章 診察

2 COPD診療の実際

1. COPDの問診

POINT! 長期の喫煙歴があればCOPDを疑え

▶慢性閉塞性肺疾患（chronic obstructive pulmonary disease；COPD）は「タバコ病」と言っても過言ではありません。長期の喫煙歴や，それに相当する粉塵曝露のような職業歴があれば，COPDを疑います。特に高齢になればなるほどCOPDの罹患率が上がりますので（図1）[1]，喫煙歴のある高齢者を診たら，COPDを鑑別から外してはなりません。

▶本人が喫煙していなくても，家族が重喫煙者で受動喫煙の場合もありますし，職業上，粉塵や化学物質，調理や暖房の燃料による煙を慢性的に吸っている場合もありますので，「煙」「粉塵」に関する問診は，徹底的に聴取します。近年，日本でもIQOS®やPloom-TECH™のような加熱式タバコが広まっており，同時に使用状況を聴取しておく必要があります。

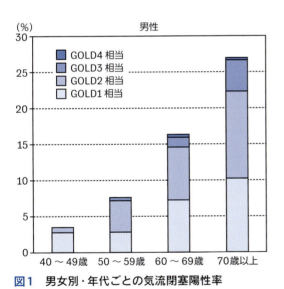 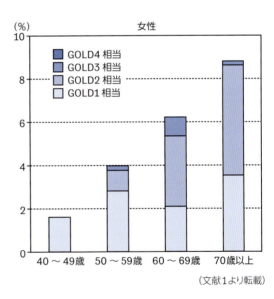

図1 男女別・年代ごとの気流閉塞陽性率 （文献1より転載）

▶一般住民の大規模なCOPD疫学調査である"NICE study"では，40歳以上の人を対象に肺機能検査を行ったところ，全体集団で10.9％，うち男性16.4％，女性5.0％の人に気流閉塞が認められる結果が報告されました。喘息が原因の気流閉塞の影響を除いても，日本人のCOPD有病率は8.6％と推測されています[2]。

▶そこから計算すると，日本人の40歳以上の約530万人，70歳以上になると約210万人がCOPDに罹患していると見積もられます。以上のことからも，適切に診断されず，水面下に眠っているCOPDが多く潜在していることが示唆されています。世の中には想

像以上にCOPD症例が隠れていますので，意識して診療することが重要です。

▶ COPDは進行すると，体重減少や食思不振をきたすこともあります。これらはCOPDの予後不良因子でもあります[3, 4]。COPD症例では重喫煙歴がある場合が多いですので，肺癌をはじめ全身の悪性腫瘍の可能性は否定できません。

2. 症状

POINT! 特異的な症状はなく喘息・肺炎などとの鑑別が難しい

▶ COPDでは，慢性的な咳と労作時の呼吸困難が特徴です。その症状は慢性的なのか，急性なのかを把握します。慢性的であれば，COPDを鑑別に挙げ，急性であれば，ウイルス感染や細菌感染による症状を考えます。

▶ 呼吸困難の強さは「修正MRC（mMRC）スケール」（**表1**）で表記されるケースが多くみられます。入院時の呼吸困難の程度を記載しておくと，カルテを見る誰もが共通の認識で患者の状態を把握することができ，治療効果判定にも役立ちます。

表1 修正MRC（mMRC）スケール

0	激しい運動をしたときだけ息切れがある
1	平坦な道を早足で歩く，あるいはゆるやかな上り坂を歩くときに息切れがある
2	息切れがあるので，同年代の人よりも平坦な道を歩くのが遅い，あるいは平坦な道を自分のペースで歩いているとき，息切れのために立ち止まることがある
3	平坦な道を約100m，あるいは数分歩くと息切れのために立ち止まる
4	息切れがひどく家から出られない，あるいは衣服の着替えをするときにも息切れがある

▶ 咳に痰が絡むような湿性咳嗽を認める場合，特に緑色や黄色など色のついた痰を喀出している場合には，細菌感染の可能性が高いという報告があります。4089個の喀痰検体を調べて，緑色や黄色など色のついた痰では，細菌の検出率が高く（緑色59％，黄色49％），透明な痰では18％にすぎなかった，という結果が出ました[5]。

▶ COPDだからといって乾性咳嗽というわけではなく，下気道感染を併発している場合，慢性気管支炎優位型の場合，COPDの急性増悪をきたしているような場合には，COPDでも湿性咳嗽を認めます。喀痰検体による細菌検査を提出するとともに，抗菌薬投与が推奨される状態のこともあります。

▶ COPDでも喘鳴を認めることがあります。重症や最重症のCOPD，COPDの増悪により気道感染を伴うときなど，しばしば喘鳴が現れます。逆に安定したCOPDでは，喘鳴を認めることはほとんどありません。COPDを疑っている状況で喘鳴を認める場合には，喘息や心不全，COPDにそれらを併存している可能性を考えましょう。喘息とCOPDのオーバーラップ（asthma and COPD overlap；ACO）も考えなければなりません。

3. COPDの身体所見

POINT! 見た目や呼吸様式に注目

- どんな名医でも，身体所見のみでCOPDを診断することはできません。ただし，身体所見からCOPDを疑うことはできますので，注意深く診察することが重要です。
- COPDが進行すると，高度の気流閉塞から呼気延長が認められます。ゆっくり息を吐いていたり，自分で口すぼめ呼吸を行っていたりする人を見た際は，COPDを疑います。口をすぼめることにより，呼気時に気道内圧が上昇することで，気管・気管支レベルから末梢気道まで圧がかかり，気道の閉塞を軽減する効果があります。こちらから口すぼめ呼吸を教えなくても，患者が自ら行っていることがあります。
- 著明な気腫化で肺が過膨張を起こしている場合は，横隔膜が腹部に押し下げられて低位平坦化します。すると，閉塞性換気障害のため，呼気時に気道抵抗がかかり，空気が吐けない状況になります。それにより，肋骨が水平となり，胸郭の前後径が増して樽状胸郭になります（図2）。また，胸骨上縁から甲状軟骨下縁までの距離が2横指よりも短くなり，気管の短縮が認められます。
- さらに，吸気時に下部胸郭が拡張せず，フーバー徴候と呼ばれる肋間が内側に陥凹するような奇異性呼吸様の動きがみられることがあります（図3）[6]。横隔膜が働かないため，呼吸補助筋と呼ばれる胸鎖乳突筋は肥大し（図4），吸気時には肋間や鎖骨上窩の陥入を認めることもあります。

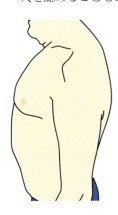

図2　樽状胸郭
胸郭の前後径が拡大し，肋骨がほぼ水平になっている。肺の残気量が増える肺気腫に特徴的な外観

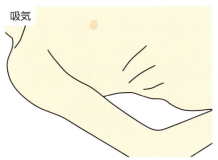
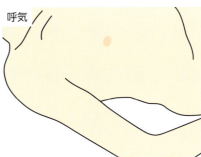

図3　フーバー徴候
残気量が増え，横隔膜が平坦化すると吸気でも胸郭が拡張せずに呼吸補助筋である肋間筋が収縮する。吸気時に肋間が陥凹する動きをフーバー徴候という　　（文献6より作成）

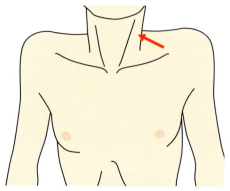

図4　胸鎖乳突筋の肥大

▶COPDの症例で，ばち指を認めることが時々あります。ただし，COPD単独でみられることは稀と言われています。COPD症例でばち指を認めた場合には，肺癌や間質性肺炎の合併を疑います。

▶COPDに特徴的な聴診所見はありませんが，閉塞性換気障害のため呼気の延長が認められ，気腫や過膨張のため肺胞呼吸音が減弱していることがあります。気管支平滑筋の収縮や気道分泌物の増加により，水泡音（coarse crackles）や低調性のrhonchi，高調性のwheezesが聴取されることもあります。wheezesが聴取されるからといって，「喘息」というわけではありません。

▶聴診と同時に心尖拍動を触知できます。肺の過膨張により滴状心となりますので，通常は左下肺に触知できる拍動が，心窩部で触れるようになります。COPDは痩せている人が多いので，心尖拍動も見て取れる場合があります。

▶特に重症COPDに特徴的な身体所見があります（2章4，表1参照）。肺の過膨張が高度で呼吸補助筋の助けを借りなければいけない状況を想像しましょう。期間短縮，胸鎖乳突筋の発達，吸気時の鎖骨上窩の陥凹や頸静脈の虚脱は重症の指標としてとらえてよいでしょう。このような所見が認められる場合には，より慎重に診療にあたる必要があります。

◀文献▶

1) 日本呼吸器学会COPDガイドライン第6版作成委員会：COPD（慢性閉塞性肺疾患）診断と治療のためのガイドライン2022（第6版）．メディカルレビュー社，2022, p15.
2) Fukuchi Y, et al：Respirology. 2004; 9(4)：458-65.
3) Schols AM, et al：Am Rev Respir Dis. 1993; 147(5)：1151-6.
4) Schols AM, et al：Am J Respir Crit Care Med. 1998; 157(6Pt1)：1791-7.
5) Miravitlles M, et al：Eur Respir J. 2012; 39(6)：1354-60.
6) Johnston CR 3rd, et al：Clin Mol Allergy. 2008; 6：8.

執筆：田中希宇人

第2章 診察

3 　喘息・COPDの検査

1. 肺機能検査

POINT! 　肺の病気を考える上で必ず行う検査の基本

▶肺機能検査は，呼吸器疾患の鑑別に大変重要なものです。気管支喘息，慢性閉塞性肺疾患（chronic obstructive pulmonary disease；COPD），間質性肺炎，慢性咳嗽，閉塞性細気管支炎などの疾患の診断以外にも，間質性肺炎およびCOPDなどの治療効果判定のためや，全身評価の一環として術前に肺機能検査が行われます。

▶1秒量（forced expiratory volume in one second；FEV_1）と1秒率（FEV_1％）は，最大吸気位から最大呼気位まで，呼吸筋を使ってできる限り早く息を吐き出して得られる指標です。努力呼気の開始から1秒間に吐き出す息の量（呼出量）を，FEV_1と呼びます。FEV_1を努力肺活量（forced vital capacity；FVC）で割った値（FEV_1/FVC）をFEV_1％と呼びます。

▶肺機能検査で得られる肺活量（vital capacity；VC）とFEV_1の結果をもとに，閉塞性換気障害と拘束性換気障害にわけて呼吸器疾患を評価することができます。FEV_1，FEV_1％やVC，FVCを考えるためには，肺気量分画を理解している必要があります。

（1）閉塞性換気障害

▶FEV_1＜70％のときに，閉塞性換気障害ありと判断します。閉塞性換気障害をきたす疾患として，気管支喘息やCOPDのような末梢気道閉塞，腫瘍性病変，異物などでの中枢気道閉塞が挙げられます。ただし喘息であっても，軽症例や治療により症状がコントロールされている場合には，閉塞性換気障害を認めないことがあります。症状のない喫煙者，気腫合併肺線維症（combined pulmonary fibrosis and emphysema；CPFE），心不全，肺血栓塞栓症，睡眠時無呼吸症候群などでも肺機能検査が正常になることがありますので，注意が必要です。

▶縦軸に呼気流速（L/秒），横軸に肺気量（L）を表した曲線をフローボリュームカーブと呼びます（**図1**）。閉塞性換気障害では，呼気時の曲線が下に凸になります。

▶フローボリュームカーブでの最大呼気流速をピークフローと呼び，VCの50％が肺内に残存している状態での流速を$\dot{V}_{50}$（「ブイドット50」と呼びます），25％が残存している状態での流速を$\dot{V}_{25}$と言います。ピークフローは太い中枢気道，$\dot{V}_{25}$は末梢気道の抵抗を表します。

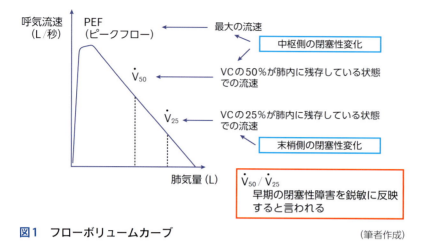

図1　フローボリュームカーブ　　　　　　　　　　　　　　　　（筆者作成）

（2）拘束性換気障害

- ％VC＜80％のときに，拘束性換気障害ありと判断します。間質性肺炎などの肺が硬くなる病態，肺の切除後，胸水貯留などの肺容量が減少する状態，神経筋疾患や胸膜中皮腫などにより胸郭の運動が制限される状態などでは，拘束性換気障害を認めます。
- 特発性肺線維症や膠原病肺などの慢性間質性肺炎では，肺機能検査でのVCの低下が予後に関係するとされ，3〜6カ月程度の評価が望ましいとされています。
- 拘束性換気障害を認める場合には，胸部X線やCTでの画像や，肺拡散能検査（DLCO）を評価し，原因疾患を突き止めましょう。高度の拘束性換気障害がある場合には，分時換気量が減少し，二酸化炭素（CO_2）が貯留することがありますので，一般外来に歩いて来院されるような方でも，一度動脈血液ガス検査を行って評価して下さい。

（3）混合性換気障害

- FEV_1％＜70％，％VC＜80％のいずれも満たすときに，混合性換気障害ありと判断します。COPDと間質性肺炎の合併や，高度のCOPDにより残気量が極端に増え，VCが減少してしまう場合などが考えられます。

（4）気道可逆性試験

- 喘息の特徴として，気道可逆性の存在が挙げられます。気道可逆性試験は，短時間作用型$β_2$刺激薬の吸入前後に肺機能検査を行い，FEV_1やFEV_1％の変化をみるものです。

　　①FEV_1の改善が絶対量で200mL以上

　　②改善率が12％以上

- 上のいずれも満たすときに，可逆性ありと判断します。気道可逆性試験に影響を与えうる薬剤は，表1のように中止期間を設けて検査を行います[1]。

表1　気道可逆性試験前に中止すべき薬剤

β_2刺激薬	吸入（短時間作用性）		8時間
	吸入（長時間作用性）	1日2回	18時間以上（24時間が望ましい）
		1日1回	36時間以上（48時間が望ましい）
	内服		24時間
	貼付		24時間
抗コリン薬	吸入（短時間作用性）		8時間以上（12時間が望ましい）
	吸入（長時間作用性）		36時間以上（48時間が望ましい）
キサンチン製剤	内服	1日2回	24時間
		1日1回	48時間
	（点滴）静注		8時間
ステロイド	吸入	1日2回	12時間
		1日1回	24時間
	内服，注射		24時間
ロイコトリエン受容体拮抗薬	内服		48時間
抗アレルギー薬	内服	1日2回	24時間
		1日1回	48時間
	吸入		12時間

原則として，気道可逆性に影響する薬剤はあらかじめ検査前に中止する．薬剤により作用持続時間が異なるため，薬剤ごとに中止時期が異なることに注意する　　　　　　　　　　　　　（文献1より転載）

▶ただし，安定期の喘息や，症状の寛解期，さらに罹病期間が長く，気道のリモデリングが進行して可逆性が失われている場合もあるため，気道可逆性が認められないからといって，気管支喘息の存在は否定できません。

▶COPDでも気道可逆性を認める場合があり，COPDの診断には，気道可逆性の有無や程度は問わないことが一般的です[2]。ただし，FEV$_1$の改善率が15％以上，改善量が400mL以上と大きく改善を認める場合には，強い可逆性があることになり，喘息の存在を強く疑う所見と考えられています。したがって，喘息とCOPDのオーバーラップ（asthma and COPD overlap；ACO）の診断基準において，メジャークライテリアのひとつとなっています[3, 4]。

(5) D$_{LCO}$

▶血中のヘモグロビンと結合しやすい一酸化炭素ガス（CO）を用い，息止め後の呼気を分析して，CO濃度がどのくらい吸収されたかにより，肺拡散能を評価します。10秒の息止めが必要なので，重度のCOPD，喘息の急性増悪などの呼吸困難が強い方，呼吸回数が多い方では，正確な評価ができません。

▶年齢や性別から推定されている予測値と比較した％D$_{LCO}$や％D$_{LCO}$/V$_A$が80％未満で，

肺拡散能が低下していると判断します（Vᴀ=肺胞気量，% Dʟᴄᴏ/Vᴀ =換気1L当たりの肺拡散能）。間質性肺炎では，% Dʟᴄᴏも低下しますが，Vᴀも減少します。

▶ Global Initiative for Asthma（GINA，喘息の国際指針として世界的に標準となっているガイドライン）とGlobal Initiative for Chronic Obstructive Lung Disease（GOLD，COPDの国際指針として世界的に標準となっているガイドライン）のACOに関連するステートメントでは，気管支喘息とCOPDの鑑別に，Dʟᴄᴏが専門的呼吸機能検査として位置づけられています。COPDではDʟᴄᴏが低下し，Vᴀが上昇するため，% Dʟᴄᴏ/Vᴀ低下が鋭敏に反映します。気管支喘息では肺胞レベルは障害されないため，Dʟᴄᴏは正常か，あるいはやや上昇します。

2. 呼気一酸化窒素濃度（FeNO）検査

POINT! 好酸球性気道炎症を検出するための簡便な検査

▶ 気道の好酸球性炎症の状態を評価するために用います。気道上皮細胞や炎症性細胞上に発現している誘導型一酸化窒素合成酵素（inducible nitric oxide synthase；iNOS）より産生される一酸化窒素（NO）を呼気から検知します。気管支喘息の補助的な診断として，22ppb程度をカットオフ値とし，健常者の上限を37ppbとして用いる例が多くみられます[5]。気管支喘息のほか，喫煙は，呼気一酸化窒素濃度（FeNO）値を低下させ，鼻炎はFeNO値を上昇させるため，呼気NO検査に影響を与える因子として有名です（**図2・3**）[5]。

▶ また，2011年の米国胸部学会（American Thoracic Society；ATS）/欧州呼吸器学会（European Respiratory Society；ERS）のガイドラインでは，FeNO値が25ppb未満であれば，好酸球性気道炎症の存在の可能性は低く，吸入ステロイド（inhaled corticosteroid；ICS）の効果は期待できないとし，50ppbより高値であれば，好酸球性気道炎症の存在が示唆され，ICSの有効性が期待できるという指標を出しています（**表2**）[6]。

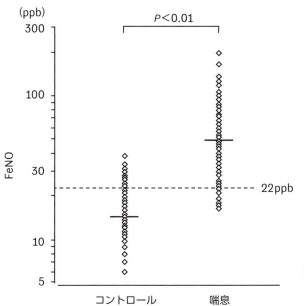

図2 日本人の健常者と喘息患者のFeNO分布

(文献5より改変)

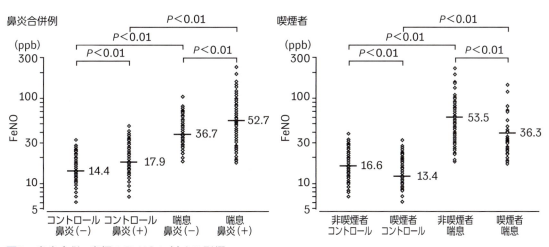

図3 鼻炎合併・喫煙のFeNOに対する影響

(文献5より改変)

表2 FeNOの評価

FeNO＜25ppb	FeNO 25〜50ppb	FeNO＞50ppb
好酸球性気道炎症（−） 他疾患考慮 ICSの奏効は期待できない	注意（Be cautious） 臨床状況の評価 FeNOの継時的モニター	好酸球性気道炎症（＋） ICSの有効性が期待できる

(文献6より作成)

3. 胸部X線/胸部単純CT

> **POINT!** 呼吸器疾患の鑑別にはX線/CTをフル活用

▶気管支喘息では，一般的に胸部X線で異常を認めません。COPDでも，気腫性病変が軽微な場合や，病初期の場合には，X線で病変を検出することは困難です。気腫性病変が進行したときに，肺野の透過性低下，滴状心，横隔膜平坦化などの所見が認められます。横隔膜の平坦化は，特に側面像で見つけやすいので，正面・側面での評価が必要です（図4・5）。

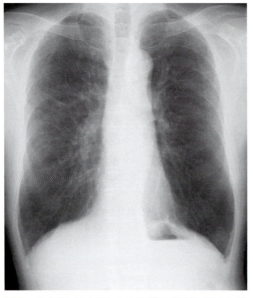

図4　肺気腫/COPDでの胸部X線正面像（自験例）

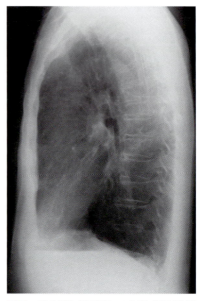

図5　肺気腫/COPDでの胸部X線側面像（自験例）

▶胸部X線だけで微細な気腫を見つけることはできませんので，過剰と思われるかもしれませんが，胸部CTに進む場合があります。一般的には，以下のような場合にCTを考慮しますが，気腫性病変の存在は，呼吸機能とは独立したCOPDの予後因子であること[7]，肺癌のリスクが高いこと[8,9]がわかっていますので，CTによる評価も重要と考えています。

① 悪性を疑う結節影や腫瘤影を認める
② 大動脈瘤を疑う大動脈の拡大を認める
③ 肺底部に網状影など，間質性肺炎を疑う所見を認める
④ 胸水と臨床経過から，膿胸や細菌性胸膜炎を疑う所見を認める
⑤ 高度の気胸や緊張性気胸で時間のない場合を除き，胸腔ドレーン挿入など侵襲的な処置を行う前
⑥ 胸部外傷例

⑦ 患者の症状と胸部X線の所見が合わない場合

▶特に小葉中心性の肺気腫では，肺癌のリスクがさらに高まることが知られています（図6）[10, 11]。気腫性病変の程度により0〜4点，左右と上中下肺野での6つの領域での点数を求めて，気腫化の程度を示すことができます（表3）[12]。

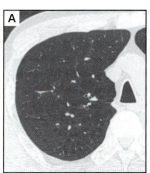 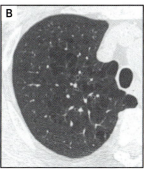 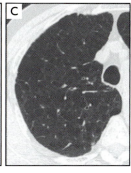 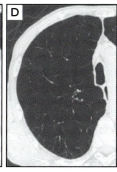

図6　気腫性病変の高分解能CT（high-resolution computed tomography；HRCT）画像
A：Goddard分類 －1点：径1cm以下の気腫性病変が散在する
B：Goddard分類 －2点：気腫性病変が癒合して大きな低吸収領域が認められる
C：Goddard分類 －3点：気腫性病変の癒合がさらに進み，低吸収領域がかなりの部分を占める
D：Goddard分類 －4点：大部分が気腫性病変で健常肺はわずかに残るのみである

（文献11より転載）

表3　肺気腫のGoddard分類

左右，上，中，下の3レベルの合計6部位について，視覚的に肺気腫の程度を5段階評価し，6つの部位で合計したものを肺気腫スコアとする
0：肺気腫なし 1：肺気腫が肺野面積の25％以下 2：肺気腫が肺野面積の25〜50％ 3：肺気腫が肺野面積の50〜75％ 4：肺気腫が肺野面積の75％以上
6部位の合計　最大24ポイント

（文献12より改変）

▶呼吸器疾患を疑った症例のCTを撮影した場合は，気管支壁にも目を向けてみましょう。喘息のように気管支壁に炎症を起こしている病態では，気管支内腔面積が狭く，気管支壁が肥厚している所見がみられることがあります[13]。COPDでは気管支壁が肥厚していたり，していなかったりと，どちらの症例もみられます。

4. 喀痰細胞診

POINT! 喀痰は培養だけでなく細胞診にも提出しよう

▶喀痰中の好酸球の存在は，好酸球性気道炎症を反映し，喀痰好酸球比率は，多くの臨床試験で2.0〜2.2％をカットオフ値としています[14, 15]。喀痰好酸球比率は，気管支肺胞

洗浄液や組織の好酸球数と相関し[16]，FEV$_1$の低下や気道過敏性，喘息の重症度，基底膜の肥厚の程度とも相関するという報告があり，喘息のコントロール状態を反映すると言われています。

▶また喘息のICSの反応性の予測や，中止後の悪化の予測因子としても有用です[17, 18]。COPDでも，喀痰好酸球比率が高い症例が25〜44％存在することが知られています[19, 20]。喀痰好酸球比率の高いCOPDでは，経口ステロイドやICSの効果が高いことも知られています[21, 22]。

▶実臨床で喘息や好酸球性気道炎症の存在を疑い，ICSを使用する前には，一度調べておきたい指標です。ただし喘息やCOPD症例で，全例喀痰を簡単に提出できるわけではありません。高張食塩水の吸入などで喘息発作が誘発されてしまう場合もありますので，無理に採取することは控えるべきです。

5. 採血

POINT! 採血は好酸球・IgE・特異的IgEチェックと他の疾患との鑑別に役立てよう

(1) 末梢血好酸球

▶健常者における末梢血好酸球数の正常値は15〜650/μLで，喘息患者では健常者より有意に高いとされています。喀痰好酸球比率との相関が示されている報告もありますが[23]，喘息の診断や症状・肺機能との相関は低いとされています。

▶COPDでは末梢血好酸球数が高いと，気道の好酸球や基底膜肥厚とも関係があるとされ[24]，好酸球数が340/μLより高いと，COPDの急性増悪のリスクが上がることが知られています[25]。

(2) IgE・特異的IgE抗体

▶採血で総IgE値が高い場合，また様々なアレルゲンに対する特異的IgE抗体を認める場合には，アトピー素因があると判断されます。特に喘息に特徴的な慢性的な咳・痰・喘鳴などの呼吸器症状に加え，アトピー素因を認める場合には，喘息の可能性が高くなります。

▶喘息症例や喘息を疑う症例に対する特異的IgE抗体については，『喘息診療実践ガイドライン2024』を参考に測定することが推奨されています[26]。保険診療では単項目で13項目まで測定が可能です。

▶COPDを疑う症例で，アトピー素因を認める場合には，喘息合併のCOPD，すなわちACOとして考える必要があります。

6. 経皮的動脈血酸素飽和度

POINT! 低いSpO$_2$は緊急事態の可能性あり

▶経皮的動脈血酸素飽和度（SpO$_2$）は，パルスオキシメーターで測定されます。パルスオ

キシメーターとは，酸素と結合した酸化ヘモグロビンと還元ヘモグロビンの吸光度の違いを利用して，経皮的に動脈の酸素飽和度（oxygen saturation）を測る機械です。指にセンサーをつけて測定するのが一般的ですが，耳たぶや額にセンサーを貼りつけることもあります。SpO_2 は96〜100％が正常値であり，90％を下回るような場合は，呼吸不全と考えることができます。

▶赤血球の中にはヘモグロビン（Hb）という成分があり，Hbが酸素と結合している割合が，動脈血酸素飽和度です。SpO_2 から動脈血酸素分圧（PaO_2）を推定することができます（**表4**）。PaO_2 は動脈を穿刺しなければ評価できませんが，非侵襲的に SpO_2 を測定することにより PaO_2 を推定できるため，呼吸器診療では外来や病棟で簡便かつ頻度の高い検査と言えます。

表4 PaO_2 と SpO_2

PaO_2 (mmHg)	97	80	60	55	40
SpO_2 (%)	98	95	90	88	75

▶高度肺気腫を認めるCOPDで，高二酸化炭素血症やpHが低下するアシドーシスを認める病態では，酸素解離曲線が右方へシフトするために，SpO_2 が低めに測定されることが知られています。

▶末梢循環不全により末梢の動脈が詰まっているとき，寒冷により手指が極端に冷たいとき，マニキュアにより爪の吸光度が測定できないときなどは，パルスオキシメーターでは正確に測定できないことがあります。

▶いずれにしても，喘息やCOPDで SpO_2 が低めに出る場合には，酸素の導入や緊急の対応が必要になります。ただし，重症のCOPD症例で慢性的に PaO_2 が低めに保たれている場合は，SpO_2 が90％を下回っていても，呼吸困難の自覚症状が乏しい症例があります。

◀文献▶

1) 日本アレルギー学会喘息ガイドライン専門部会，監：喘息予防・管理ガイドライン2021. 協和企画，2021.

2) Suzuki M, et al：Am J Respir Crit Care Med. 2016；194(11)：1358-65.

3) Cosio BG, et al：Chest. 2016；149(1)：45-52.

4) Sin DD, et al：Eur Respir J. 2016；48(3)：664-73.

5) Matsunaga K, et al：Allergol Int. 2011；60(3)：331-7.

6) Dweik RA, et al：Am J Respir Crit Care Med. 2011；184(5)：602-15.

7) Haruna A, et al：Chest. 2010；138(3)：635-40.

8) Wilson DO, et al：Am J Respir Crit Care Med. 2008；178(7)：738-44.

9) de Torres JP, et al：Chest. 2007；132(6)：1932-8.

10) González J, et al：PLoS One. 2019；14(7)：e0219187.

11) 日本呼吸器学会COPDガイドライン第6版作成委員会，他：COPD（慢性閉塞性肺疾患）診断と治療のためのガイドライン 2022（第6版）. メディカルレビュー社，2022.

12) Goddard PR, et al：Clin Radiol. 1982；33(4)：379-87.

13) Oguma T, et al：Thorax. 2015；70(8)：719-24.

14) Belda J, et al：Am J Respir Crit Care Med. 2000；161(2Pt1)：475-8.

15) Spanevello A, et al：Am J Respir Crit Care Med. 2000；162(3Pt1)：1172-4.

16) Grootendorst DC, et al：Clin Exp Allergy. 1997；27(7)：769-79.

17) Pavord ID, et al：Lancet. 1999；353(9171)：2213-4.

18) Deykin A, et al：J Allergy Clin Immunol. 2005；115(4)：720-7.

19) Eltboli O, et al：BMC Pulm Med. 2014；14：112.

20) Pizzichini E, et al：Am J Respir Crit Care Med. 1998；158(5Pt1)：1511-7.

21) Brightling CE, et al：Lancet. 2000；356(9240)：1480-5.

22) Brightling CE, et al：Thorax. 2005；60(3)：193-8.

23) Korevaar DA, et al：Lancet Respir Med. 2015；3(4)：290-300.

24) Eltboli O, et al：Respirology. 2015；20(4)：667-70.

25) Vedel-Krogh S, et al：Am J Respir Crit Care Med. 2016；193(9)：965-74.

26) 日本喘息学会，編：喘息診療実践ガイドライン2024. 協和企画, 2024.

執筆：田中希宇人

第2章　診察

4 喘息・COPD鑑別が難しい症例の問診・身体所見の実臨床でのコツ（身体所見に重きを置いて）

症例1

60歳代，女性。もともと小児喘息があり，幼少期頻回に入院していた。中学生ぐらいから治癒していたが，40歳頃から年に数回，風邪を引いた後などに1カ月ぐらい咳が続く，という症状を繰り返していた。1カ月前から労作時の呼吸困難を認め，数日前から毎日夜間にヒューヒューという音が胸部に聞こえるようになったため受診した。

既往歴：特記事項なし
喫煙歴：5本/日（20〜40歳）
飲酒歴：never
接触歴：最近身近に感冒症状の人なし
家族歴：夫と2人暮らし。ペットなし
社会歴：20〜40歳 パート
アレルギー歴：なし
バイタルサイン：SpO₂ 97％（室内気），呼吸数14回/分
身体所見：頸静脈見えず。臥床・会話可能。頸部に特記すべき所見なし。肺野で強制呼気時のみshort wheezes（＋），単音性。心音，整。雑音なし，浮腫なし

症例2

70歳代，男性。2年ほど前より近医にて慢性閉塞性肺疾患（chronic obstructive pulmonary disease；COPD）の疑いを指摘されていた。10日前より労作時呼吸困難，全身倦怠感あり，吸入薬での症状の改善が乏しくなってきた。昨日近医を受診した際，体温37.5℃，SpO₂ 70〜80％台であり，肺炎疑いにて本日当院紹介，入院となった。

既往歴：高血圧（バルサルタン，アトルバスタチン），脂質異常症
喫煙歴：40本/日（20歳〜現在）
飲酒歴：never
社会歴：役場勤務。ほこりの多い職場であった
接触歴：最近身近に感冒症状の人なし
家族歴：妻と2人暮らし。ペットは犬。散歩させている
アレルギー歴：なし
バイタルサイン：体温37.1℃，心拍数76回/分，血圧132/75mmHg，SpO₂ 91％（鼻カニュラ3L），呼吸数16回/分
身体所見：身長160.3cm，体重44.8kg，BMI 17.43kg/m²。mMRC 2（日課の犬の散歩ができなくなった）
頭頸部（図1）眼球結膜黄染なし，眼瞼結膜蒼白なし。頸部リンパ節腫脹なし，頸静脈

怒張なし
胸鎖乳突筋肥大あり，気管短縮あり，吸気時鎖骨上窩陥凹あり，口すぼめ呼吸あり
胸部 肺音減弱，心音，整。雑音なし
腹部 平坦軟，蠕動音亢進減弱なし，自発痛・圧痛なし
四肢 浮腫なし

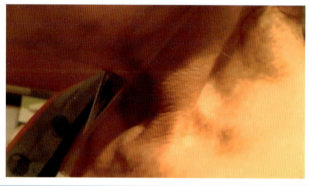

図1 胸鎖乳突筋の肥大と気管短縮の様子

1. 喘息とCOPDの合併：ACO

▶喘息は気道の慢性炎症による変動性を持った気道狭窄が主な病態で，COPDは主にタバコ煙による不可逆性の肺胞破壊と気道病変による気流閉塞がその定義になります。

▶喘息が重症化・慢性化すると気道狭窄（気流閉塞）が固定し変動性が失われてきて，一見COPDと区別がつきにくくなることが経験されます。またCOPDとして扱われている症例の中にも，喘息のような変動性を持つ症例が散見され，喘息とCOPDの合併・鑑別困難な例として取り扱うことがあります。

▶喘息とCOPDの合併例をわが国では喘息とCOPDのオーバーラップ（asthma and COPD overlap；ACO）と称していますが，『喘息予防・管理ガイドライン2021』では，わが国では喘息の19〜49％がACO，すなわちCOPD合併例とされ[1]，『COPD診断と治療のためのガイドライン2022』ではCOPD患者中15.4〜20.7％がACO，すなわち喘息合併例とされています[2]。ただ，診断基準や対象例によってかなりばらつきがあるということも記されていますが，それでも少なからずの合併例があることは間違いありません。

▶わが国ではCOPDになるには喫煙が必須であると考えられていることから，喫煙していないCOPDという事例はほぼ考えなくてもよいわけですが，逆に考えると喫煙している喘息患者では，喘息にCOPDが併存しているかどうかの判断はしばしば困難であると言えます。

▶ACOの診断手順としては，『喘息とCOPDのオーバーラップ（Asthma and COPD Overlap：ACO）診断と治療の手引き2023』（以下，ACOの手引き）[3]の記載を紐解くと，下記3項目のうち2項目あれば喘息の要素があると考えます。

- 変動性（日内，日々，季節）あるいは発作性の呼吸器症状（呼吸困難，喘鳴，胸苦しさ，咳）がある
- 40歳以前に喘息を発症している
- 呼気中一酸化窒素濃度（FeNO）＞35ppb

▶1項目しか満たさない場合でも，以下のうち2項目以上を満たせば喘息の要素はあると考える，としています。
- 通年性アレルギー性鼻炎
- 気道可逆性（FEV_1 ≧12%かつ≧200mLの変化）
- 末梢血好酸球数高値（＞5%あるいは＞300/μL）
- IgE高値（総IgEあるいは通年性吸入抗原に対する特異的IgE）

▶片やCOPDの要素あり，とするには，以下の3項目のうち1つを満たせばよいのですが……。
- 喫煙歴（10pack-years以上）あるいは同程度の大気汚染曝露
- 胸部CTにおける気腫性変化を示す低吸収領域の存在
- 肺拡散能障害（%D_{LCO}＜80%あるいは%D_{LCO}/V_A＜80%）

▶これって，そこそこタバコを吸っていた喘息患者はすぐACO扱いになるような気もするんですよね，ってか，なりますね。

▶でまあ，喘息からACOへのハードルを下げてどうなるか，何か不都合はあるか，ってことなんですが，結局のところ治療薬が少し変わる程度で，それほど不都合はありません。

治療薬

喘息の場合：ICS ➡ ICS／LABA ➡ ICS／LABA／LAMA ➡ ＋抗体製剤

ACOの場合：ICS／LABA ➡ ICS／LABA／LAMA

喘息で軽症の場合，ICS単独がありうる（けど，実際はほぼ合剤で治療されているのでは？）。重症の場合に抗体製剤考慮

▶いずれにしても，

よっぽど軽症で可逆的であればICS単独

➡ICS／LABA ➡ ICS／LABA／LAMA

➡よっぽど重症であれば抗体製剤考慮

という流れは，ある程度共通なのですね。

▶ここまでご覧頂いた通り，ACOという「疾患名」をことさら特別扱いする必要性はあまり感じられませんね。実際，欧米のガイドラインであるGlobal Initiative for Asthma（GINA）やGlobal Initiative for Chronic Obstructive Lung Disease（GOLD）では「ACO外し」の流れが決定的になっています。早晩日本にもこの流れがやってくるのでは……と思われますが，なにせACOの手引きが2024年に出たばかりですので，しばらくはこのままなのかもしれません。

▶ACOという「疾患名」を特別扱いする，その心は，ひとえに「喘息の要素のある症例に正しく吸入ステロイド（inhaled corticosteroid；ICS）を使い，喘息の要素がないCOPDには吸入ステロイドをなるべく使わない」という方針をしっかりと呼吸器非専門医の先生方に周知する，ということであると個人的には考えています。

2. 喘息・COPDの治療

▶第3章でも述べますが，喘息やCOPDのような閉塞性換気障害をきたすような疾患の安定期の治療は，基本的な治療薬は気管支拡張薬〔長時間作用性β₂刺激薬（long-acting β₂-agonist；LABA）and／or 長時間作用性抗コリン薬（long-acting muscarinic antagonist；LAMA）〕で，そこに吸入ステロイドを加えるかどうするかというところがポイントになっています。重症・慢性の喘息に関しては抗体製剤を使うかどうかということはありますが，あくまでも治療の基礎はLABAとLAMA，それにICSをどうするかといったところになるのですね。喘息とCOPDはしばしば合併がみられ，上で述べた通り，あえて血眼になって鑑別しなくても，治療法はほとんど変わらない，ということも言えるわけです。

▶ですからある程度，これは喘息の要素が強い，これはCOPDの要素が強いというあたりがわかれば，治療に結びつけることができると考えます。ここでとにかく大事なことは，要はACOなんちゅう概念をわざわざ作った理由でもあるのですが，喘息の要素がある，つまり変動性のある病態に対しては必ずICSを使う，LABAを使う場合は単独では使わず，必ずICSを併用するということであります。

▶そう考えてくると，喘息・COPD鑑別が難しい症例も，厳密に除外してしまうのではなく，ある程度合併しているかも（＝ACOかも），という見方が必要なように思われます。

▶もちろん純粋な重症COPDに対して安易にICSを処方することは，かえって肺炎の罹患率を上昇させることもあります[4, 5]ので，何でもかんでもICS使えばいいじゃん，ということにもなりません。

▶以上のようなことをふまえて，喘息・COPD鑑別が難しい症例における，身体所見の実臨床でのコツを考えてみたいと思います。

▶純粋な喘息の場合，寛解状態のときにはほぼ状態が正常化しますので，「これといって特徴的な身体所見がない」のが特徴になります。そして急性増悪（発作）時には状態に応じたwheezesが生じます。吸気，呼気のどの相で聴取するかによって，ある程度気流閉塞の強度が推測できるとされていて，Johnsonの分類と名づけられています。

Johnsonの分類

Ⅰ度（強制呼気時のみ聴取）：ピークフロー≒70%

Ⅱ度（平静呼気時も聴取）：50%

Ⅲ度（平静で呼気・吸気とも聴取）：30%

Ⅳ度〔呼吸音減弱（silent chest）〕：20%

▶一方COPDの場合には，慢性の気流閉塞と過膨張を反映し，特徴的な身体所見を呈します（**表1**）。

表1　重症COPDに特徴的な身体所見

樽状胸郭
呼吸数増加と口すぼめ呼吸
過膨張所見（濁音界低下，心尖拍動の移動）
呼吸音減弱

気管短縮
胸鎖乳突筋の発達
吸気時に鎖骨上窩が陥凹
吸気時に頸静脈が虚脱
　　　　　　　　　　　　　｝重症の指標

3. 症例の診断

▶症例1，症例2の違いはおわかり頂けるでしょうか。症例1は以前から喘息のような変動性がある，病歴聴取をしっかり行うと喘息の要素が見えてくる症例です。喘息・COPDの診断にはACOの基準が使いやすいので適用してみますと，変動性があり，もともと小児喘息があったということから喘息の要素あり，一方で5本/日×20年の喫煙歴（5pack-years）があり，COPDの要素は少なそう，となります。

▶身体所見では頸部に特記すべき所見がなく，肺野で強制呼気時のみshort wheezesが聴取されました。聴診所見だけでは喘息かCOPDか，はたまた合併しているのかは判然としませんが，頸部に特記すべき所見がないのとのことで，過膨張や慢性の閉塞性障害は，少なくとも重度のものは存在しないと考えられます。もちろんきちんとした診断には胸部CTや呼吸機能検査における肺拡散能障害を確認する必要があります。

▶一方，症例2は喫煙歴40本/日×50年以上，また身体診察所見でもCOPDに特有の頸部所見，過膨張を思わせる所見がみられ，閉塞性障害が固定していて肺は過膨張を呈している，すなわちCOPDの要素が強い症例であろうということが推察されます。

▶逆に喘息の要素はどうでしょうか。それにはACOの基準でいう「変動性」と「発症年齢」の聴き取り，それ以外に，施行可能であれば呼気中一酸化窒素濃度（FeNO），気道可逆性，末梢血好酸球数，IgEの測定，そして通年性アレルギー性鼻炎の有無をしっかりと確認する必要があります。それらを経て，COPD（単独），またはCOPDと喘息の合併例（ACO），という診断が可能になるのです。

キュート先生からのQuestion

　喘息でフォローしている方に喫煙歴があればACO，また喫煙者でCOPDの基準を満たしており喘息の要素があればACOと考えられそうですね。身体所見だけで喘息とCOPDを鑑別するのは，ベテランの呼吸器内科医でも難しいと思っています。本文でも

紹介しましたが「喘息」と「COPD」の定義はとても似ています（1章3, 図1参照）。喘息だけに特徴的かつ特異的な所見はありませんし, COPDでも同じことが言えると思います。ひとつ「wheezesの有無」はCOPDとの鑑別に使えそうですね。もちろん実臨床では身体所見だけで診療を組み立てているわけではありませんが, 長尾先生が意識している身体所見のポイントはありますか？

長尾先生からのAnswer

　むしろ上で挙げた以外では, 痩せ, サルコペニア, フレイルといった所見に目が行きます。これ自体は診断に寄与するとはされていませんが, 重症COPDにおいてよくみられ, また予後不良因子でもあり, 注目しています。

◀文献▶

1) 日本アレルギー学会喘息ガイドライン専門部会, 監：喘息予防・管理ガイドライン2021. 協和企画, 2021.

2) 日本呼吸器学会COPDガイドライン第6版作成委員会, 編：COPD（慢性閉塞性肺疾患）診断と治療のためのガイドライン2022（第6版）. メディカルレビュー社, 2022.

3) 日本呼吸器学会喘息とCOPDのオーバーラップ（Asthma and COPD Overlap：ACO）診断と治療の手引き第2版作成委員会, 編：喘息とCOPDのオーバーラップ（Asthma and COPD Overlap：ACO）診断と治療の手引き2023. 第2版. メディカルレビュー社, 2024.

4) Crim C, et al：Ann Am Thorac Soc. 2015；12(1)：27-34.

5) Crim C, et al：Respir Med. 2017；131：27-34.

執筆：長尾大志

第2章 診察

5 喘息・COPD鑑別が難しい症例の問診・身体所見の実臨床でのコツ（問診に重きを置いて）

症例（初診時）

71歳，男性。数カ月前から慢性的に咳嗽が持続するため，呼吸器内科外来を受診した。痰が絡む咳である。食欲は普通にある。労作時の呼吸困難は認めない。胸焼けや胸痛はない。咳嗽が食後に増悪することはない。

既往歴：60歳 高血圧，65歳 脂質異常症
喫煙歴：20本／日（20〜55歳）
社会歴：65歳まで会社員
内服歴：オルメサルタン10mg，ピタバスタチン1mg
家族歴：特記すべきことはない
アレルギー歴：薬なし，食べ物なし
バイタルサイン：血圧121／71mmHg，脈拍数69回／分，呼吸数16回／分，SpO$_2$ 96%（室内気）
身体所見：身長165cm，体重76kg（BMI 27.9kg／m^2）。胸部ラ音なし。心音，整。下腿浮腫なし
胸部X線：肺野に特記すべき異常は認めない（図1）

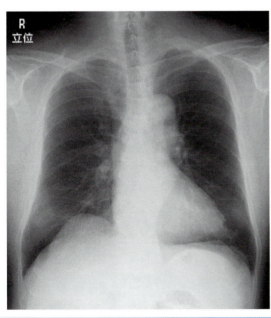

図1　胸部X線

▶慢性咳嗽を主訴に呼吸器内科外来を受診した症例です。胸部X線では右の横隔膜が上方に突出する所見はありますが，肺野には大きな問題はなさそうです。

▶比較的長期の喫煙歴（20本／日×35年）がありますので，COPDは鑑別に挙がります。

▶どのような問診や身体診察を行っていけばよいのでしょうか？

1. 喘息の可能性を評価するための問診・身体診察

▶喘息の可能性を評価するための問診においては，『喘息診療実践ガイドライン2024』の「喘息を疑う患者に対する問診チェックリスト」が大変参考になります（**表1**）[1]。同書は，**図2**に示す診断アルゴリズムも単純明快で，実臨床の喘息診断に有用です。

表1　喘息を疑う患者に対する問診チェックリスト

大項目		■　喘息を疑う症状（喘鳴，咳嗽，喀痰，胸苦しさ，息苦しさ，胸痛）がある
小項目	症状	□ 1 ステロイドを含む吸入薬もしくは経口ステロイドで呼吸器症状が改善したことがある □ 2 喘鳴（ゼーゼー，ヒューヒュー）を感じたことがある □ 3 3週間以上持続する咳嗽を経験したことがある □ 4 夜間を中心とした咳嗽を経験したことがある □ 5 息苦しい感じを伴う咳嗽を経験したことがある □ 6 症状は日内変動がある □ 7 症状は季節性に変化する □ 8 症状は香水や線香などの香りで誘発される □ 9 冷気によって呼吸器症状が誘発される
	背景	□ 10 喘息を指摘されたことがある（小児喘息も含む） □ 11 両親もしくはきょうだいに喘息がいる □ 12 好酸球性副鼻腔炎がある □ 13 アレルギー性鼻炎がある □ 14 ペットを飼い始めて1年以内である □ 15 血中好酸球が300/μL以上 □ 16 アレルギー検査（血液もしくは皮膚検査）にてダニ，真菌，動物に陽性を示す

注）大項目＋小項目（いずれか1つ以上）があれば喘息を疑う　　　　　　　（文献1より転載）（再掲）

▶喘息を疑う場合は，**表1**の問診チェックリストを参考に，どのくらいの項目を満たすかを評価してみましょう。

▶個人的には「夜間を中心とした咳嗽」「朝方に咳嗽が多い（日内変動あり）」を喘息（咳喘息）を疑う汎用性の高い問診として用いています。他の小項目が陰性であっても，この病歴がある場合は，喘息の関与を考えます。

▶問診項目の中には，末梢血好酸球数や，アレルギー検査の結果も入っています。よって，喘息が鑑別に挙がる患者では，血算と白血球分画，アレルギー検査（総IgE，特異的IgE）は，初診で採血しておくのが望ましいです。

▶身体診察においては，必ず強制呼気をさせて呼吸音を聴取することが重要です。通常の呼吸では喘鳴を聴取しなくても，強制呼気で喘鳴を聴取することがあるからです。

▶**表1**のチェックリストで，大項目＋小項目（いずれか1つ以上）があれば喘息を疑い，**図2**のアルゴリズムに示すように，中用量の吸入ステロイド（inhaled corticosteroid；ICS）／長時間作用性β_2刺激薬（long-acting β_2-agonist；LABA）（3日以上）による治療的診断

を試みます[1]。

▶ICS/LABAに反応があり，吸入前に喘鳴があれば喘息の診断となります。喘鳴がなくても，①ICS/LABA使用前後で1秒量（FEV$_1$）が12％以上かつ200mL以上の改善，②呼気中一酸化窒素濃度（FeNO）＞50ppb，③血中好酸球数＞300/μLのいずれかの所見があれば，喘息と診断します。あるいは，その後に，ICS/LABAへの反応の再現性があれば診断可能です。

▶このように，実臨床における喘息の診断は「治療的診断」になることを理解しておきましょう。

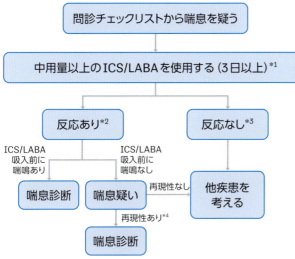

図2　喘息の診断アルゴリズム

（文献1より転載）

2. COPDの可能性を評価するための問診・身体診察

▶COPDに多い症状は，労作時の呼吸困難，慢性の咳と痰です。

▶身体所見では進行すると，喘鳴，樽状胸郭や呼気の延長，口すぼめ呼吸などが出ますので，COPDを疑うのは比較的容易です。

▶実際の臨床で喘息・COPDの鑑別が難しい症例は，これらの疾患の初期の患者です。よって，COPDであっても特記すべき身体所見がないことも多いです。

▶COPDの診断には，タバコを中心とした有害物質の長期吸入曝露などがあり，完全には正常化しない気流閉塞を示す必要があります[2]。COPDの診断の要はスパイロメトリーであり，気管支拡張薬吸入後の1秒率（FEV$_1$/FVC）が70％未満という点です。よって，病歴からCOPDを疑って積極的にスパイロメトリーを実施することが重要です。

▶世界各国のCOPDの有病率調査では，10％前後とする報告が多く，2019年の世界保健機関（WHO）調査では，COPDは死因の第3位です[2]。

▶2000年に日本で行われたNICE Study（Nippon COPD Epidemiology Study）では，FEV$_1$/

FVC＜70％をCOPDと定義して集計したところ，40歳以上の日本人の8.6％（530万人）がCOPDに罹患していると考えられ，世界の国々と同程度の高い有病率であることが明らかになりました[3]。

▶ 一方，気流閉塞が認められた被験者の中で，既にCOPDと診断されていたのは9.4％にすぎず，多くのCOPD患者が見過ごされている現状が浮き彫りにされました。2017年の厚生労働省患者調査によるCOPD総患者数は約22万人であり，今でも多くのCOPD患者が未診断のままと考えられます。このように見過ごされているCOPDですが，どのようにして患者を見つけ診断していけばよいのでしょうか。

▶ 喫煙の量を示す国際的な指標として，喫煙指数（pack-years）があります。「pack-years＝（1日の喫煙本数／20本）×喫煙年数」という計算法です。すなわちタバコ1箱が20本入りですので「1日のタバコの箱数×年数」という意味です。疫学的には，COPD患者の90％に喫煙歴があり，COPDの発症率は20pack-yearsの喫煙者では19％（約20％）[4]，60pack-years以上の重喫煙者では約70％になるとされます[2]。

▶ よって「喫煙歴20pack-yearsの患者の20％がCOPDである」と覚えておきましょう。そして，長期の喫煙歴（20年以上）を認め，呼吸器症状を認める患者に対しては，積極的にCOPDを疑いスパイロメトリーを行います。

▶ 過去の喫煙歴も含めてCOPDの発症リスクになるため，問診の際は過去の喫煙歴も確認することが重要です。つまり，「1日何本を何歳から何歳まで吸っていたか〔例：○本／日（○〜○歳）と記載〕」を確認しましょう。

症例へのアセスメント（初診時）

▶ まず喘息についてですが，**表1**のチェックリストに基づき病歴を追加で確認したところ，下記の結果でした。

（喘鳴［ゼーゼー，ヒューヒュー］を感じたことはありますか？）「ゼーゼー」したことはありません。

（咳嗽は朝，昼，夜のうち，いつが一番強いですか？）咳は昼も出ますが，夜間や朝のほうが咳は多いです。症状は1日の中で変動します。

（香水や線香の煙などで咳嗽は悪化しますか？）最近香水の匂いや線香の煙を嗅いだことがなくわかりません。

（両親や兄弟に喘息はいますか？）いえ，家族に喘息はいません。

（好酸球性副鼻腔炎あるいはアレルギー性鼻炎はありますか？）いえ，言われたことはありません。花粉症はありません。

（ペットは飼っていますか？）いいえ，飼っていません。

▶ 「夜間〜朝方に咳嗽が強くなり，日内変動があること」からは，喘息の関与を疑いました。身体診察では，強制呼気を行っても喘鳴は聴取しませんでした。

▶COPDに関しては，タバコ1日20本を35年間喫煙，35pack-yearsであり，20pack-yearsを超えているため，COPDの可能性が考慮されます。身体診察では，呼気の延長や，口すぼめ呼吸は認めませんが，初期のCOPDではこれらの身体所見は通常認めませんから，COPDは否定できません。

▶追加の情報を取得するために，血液検査とスパイロメトリーを行いました。

検査所見

血液検査：白血球7000/μL（好中球65.8%，好酸球5.4%，好塩基球0.6%，単球6.3%，リンパ球21.9%），赤血球468万/μL，Hb 14.6g/dL，Ht 44.8%，血小板24.6万/μL，TP 7.2g/dL，Alb 4.6g/dL，総ビリルビン0.4mg/dL，AST 21U/L，ALT 15U/L，LD 156 U/L，BUN 18mg/dL，Cr 1.06mg/dL，eGFR 52.1L/分/1.73m^2，Na 141mEq/L，K 4.6mEq/L，Cl 104mEq/L，CRP 0.05mg/dL，随時血糖101mg/dL

スパイロメトリー：FVC 3.86L，%FVC 124.8%，FEV$_1$ 2.54L，%FEV$_1$ 119.8%，FEV$_1$%（G）71.34%，サルブタモール吸入後のFEV$_1$%（G）72.24%

▶血液検査では，末梢血好酸球数が378/μL（7000×5.4÷100）であり，末梢血好酸球数の上昇（300/μL以上）を認め，喘息を疑う所見のひとつです。アレルギー検査もオーダーしていますが，当日に結果は出ないので，次回まで結果待ちとなりました。

▶スパイロメトリーでは，気管支拡張薬吸入後のFEV$_1$%（G）は70%を超えており，COPDの診断基準には該当しません。しかし，このように長期の喫煙歴がある患者でスパイロメトリーを行い，COPDを拾う努力をすることは常に大切です。

▶本症例を**表1**のチェックリストで確認すると，小項目については，「3週間以上持続する咳嗽を経験したことがある」「夜間を中心とした咳嗽を経験したことがある」「症状は日内変動がある」「末梢血好酸球数300/μL」の4つを満たしました。よって，大項目＋小項目（4つ）を満たしますので喘息（咳喘息）を疑い，**図2**のアルゴリズムにて，中用量ICS/LABAによる治療的診断を試みる方針としました。

▶レルベア®100を処方して，3週間後にフォローとしました。

症例へのアセスメント（2回目の受診時）

▶患者の咳嗽は消失しており，ICS/LABAに反応性ありと判断しました。また，この患者は初診時に末梢血好酸球数が300/μL以上なので，『喘息診療実践ガイドライン2024』の診断アルゴリズムにおいては，喘息（咳喘息）と診断してよいと考えられます。

▶アレルギー検査の結果は下記でした。

検査所見

IgE 124IU/mL，特異的IgEはすべて陰性（ブタクサ，スギ花粉，カモガヤ，ヒノキ，猫フケ，犬フケ，ヤケヒョウヒダニ，カンジダ，アスペルギルス，アルテルナリア）

▶総IgEと特異的IgEは陰性であり，アトピー素因はありませんでした。本症例は，長期の喫煙歴があり，COPDを最初に鑑別診断に挙げましたが，スパイロメトリーではCOPDの診断基準を満たしませんでした。**表1**のチェックリストに基づき喘息を疑い，ICS/LABAによる治療的診断を行ったところ，最終診断は喘息（咳喘息）となりました。

3. 喘息の診断では問診が最も重要——特に夜間に強い咳嗽と末梢血好酸球数に注目

▶症例で示したように，喘息の診断では，問診が最も重要です。長期の喫煙歴があって，一見最初にCOPDを疑う患者においても，必ず**表1**のチェックリストを用いて問診をするようにしましょう。前述のように咳嗽の悪化する時間帯や日内変動の有無を確認しておくことは，喘息を疑うヒントになりますので，忘れずに確認します。

▶比較的速やかに結果が出る血液検査として有用なのは，末梢血好酸球数です。慢性咳嗽で患者が受診した場合は，血算と白血球分画を取っておくと，末梢血好酸球数が確認できて診療の参考として利用することができます。

▶仮にCOPDの診断がついていたとしても，**表1**のチェックリストの小項目で引っかかるものが出てきた場合は，喘息の合併が疑われます。

▶COPDの患者であっても，長時間作用性抗コリン薬（long-acting muscarinic antagonist；LAMA）やLABA/LAMAを用いても咳嗽が残存する場合に，喘息の合併がある，あるいは末梢血好酸球数が300/μL以上の場合は，ICSの適応が出てきます。

▶喘息の有病率の高さを考えると，既に他の呼吸器疾患の診断がついている患者であっても，慢性咳嗽を認める場合は喘息（咳喘息）の合併を疑って，**表1**のチェックリストを用いた問診を行うことが有用です。

4. COPDの診断では「長期の喫煙歴などの曝露因子」の確認が最も重要

▶COPDの診断基準には，「長期の喫煙歴などの曝露因子があること」が含まれています。

▶前述のように，喫煙歴を確認する際は，過去の喫煙歴も含めて確認することが大切です。現在喫煙していない患者はほとんどの場合，「タバコを吸っていますか」と聞くと「いえ，吸っていません」とだけ答えます。

▶よって，「以前は煙草を吸っていましたか？」「その場合，1日何本を何歳から何歳まで吸っていましたか」と詳細を確認し，pack-yearsを算出する癖をつけましょう。20pack-yearsを超えていたらCOPDを疑って，積極的にスパイロメトリーを行うことが重要です。

キュート先生からのQuestion

『喘息診療実践ガイドライン2024』では，問診チェックリストから喘息を疑った後，中用量以上のICS/LABAの3日間以上の使用で，治療反応性があるかないかを比較的重

要視しています。**図2**の注意書きでも示されていますが，症状が重篤である場合にはICS/LABAだけでは治療反応性に乏しいことが実臨床でも経験されます。ただ症状が軽い場合にも，ICS/LABAが効いたのか，自然と軽快したのか，悩ましいケースもあるかと思います。「反応あり/なし」というのも漠然としていますし，COPDでもICS/LABAは効果が出てしまうこともありますよね。先生は喘息の問診チェックリストからのICS/LABAの診断的治療についてはどのように考えていますか？

中島先生からのAnswer

　気管支喘息には，国際的に明確な診断基準がありません。よって，私は喘息の問診チェックリストからのICS/LABAの診断的治療は有用だと感じています。特に，診断の補助で用いる3つのパラメーター〔①ICS/LABA使用前後で1秒量（FEV_1）が12%以上かつ200mL以上の改善，②FeNO＞50ppb，③血中好酸球数＞300/μL〕のいずれかの所見があれば，ある程度の自信をもって喘息の臨床診断が可能と感じています。

　しかし，これら3つの所見がいずれもない場合には，本当にICS/LABAが喘息として効いているのかが悩ましいことがあります。その場合は，早めにステップダウンしていき吸入ステロイドを早期終了することもあります。喘息としてICS/LABAが効いていたのであれば，ステップダウンの過程で症状が増悪することが多いです。その場合，再度ICS/LABAによる治療強化を行って，反応の再現性を確認するようにしています。

　また，ご指摘の通りガイドラインに「症状が重篤である場合は，喘息であってもICS/LABAの効果が乏しいこともある」という記載はあります。しかし，私は個人的には好酸球性炎症（FeNO高値あるいは血中好酸球数＞300μLなど）を認める気管支喘息であれば，ほとんどの症例でICS/LABAの治療反応性は経験しますので，診断に困ることは少ないです。

　COPDがあるかどうかについては，喫煙歴（20pack-years以上）とスパイロメトリー（気管支拡張薬吸入後の1秒率＜70%），胸部画像検査（肺気腫の有無など）で比較的明確に診断可能です。よって私はCOPDの診断に悩むことはあまりありません。実臨床では喘息があるかどうかに悩むことのほうが多いため，喘息の有無の判断に，問診チェックリストからのICS/LABAの診断的治療は，限界はありながらも，現実的に有効な臨床診断方法だと考えています。

◀文献▶

1）　日本喘息学会，編：喘息診療実践ガイドライン2024．協和企画，2024．

2）　日本呼吸器学会COPDガイドライン第6版作成委員会，編：COPD（慢性閉塞性肺疾患）診断と治療のためのガイドライン2022（第6版）．メディカルレビュー社，2022．

3）　Fukuchi Y, et al：Respirology. 2004；9(4)：458-65.

4）　Am J Respir Crit Care Med. 1996；153(2)：861-5.

執筆：中島　啓

第2章　診察

6 喘息・COPD鑑別が難しい症例の問診・身体所見の実臨床でのコツ（検査に重きを置いて）

> **症例**
>
> 84歳，男性。重喫煙歴（40本/日×60年）あり。80歳になってからは禁煙した。1年前，階段昇降時に軽度の呼吸困難を自覚した。生活習慣病で定期通院中のかかりつけの内科では，心電図は正常であり，ヘビースモーカーであった病歴から，肺気腫ではないかと指摘を受けた。労作時は呼吸困難があるが安静時は強くなく，経過観察されていた。冬季に急に冷え込んだことで体調を崩した。感冒症状を契機に呼吸困難が悪化し，当院救急外来を初診で受診した。精査加療目的に入院となった。
>
> **既往歴**：73歳 高血圧，75歳 脂質異常症
>
> **内服歴**：アムロジピン，ロスバスタチン
>
> **家族歴**：特記すべきことはない
>
> **社会歴**：65歳まで警備員
>
> **来院時バイタルサイン**：血圧125/70mmHg，呼吸数30回/分，脈拍数100回/分，SpO$_2$ 88%（室内気）
>
> **身体所見**：視診では胸郭は樽状であり，口すぼめ呼吸がみられる。呼気は延長している。両肺の呼吸音がやや減弱し，吸気時にも呼気時にもrhonchiを聴取する。心音，整。両下腿pitting edemaはない。身長163cm，体重48kg，BMI 18.07kg/m^2。
>
> **血液検査**（夜間当直帯に入院したため，ベタメタゾン8mg，セフトリアキソン2gが点滴投与された後のデータ）：赤血球480万/μL，Hb 15.0g/dL，Ht 45%，白血球6000/μL（好中球60%，好酸球2%，好塩基球1%，単球5%，リンパ球32%），血小板25万/μL，TP 7.0g/dL，Alb 4.5g/dL，総ビリルビン0.8mg/dL，AST 30U/L，ALT 30U/L，LD 200U/L，BUN 15mg/dL，Cr 0.8mg/dL，eGFR 110L/分/1.73m^2，Na 140mEq/L，K 4.2mEq/L，Cl 103mEq/L，Ca 9.5mg/dL，CRP 1.5mg/dL，総コレステロール190mg/dL，随時血糖100mg/dL，HbA1c 6.5%。
>
> スパイロメトリーを行おうとしたが，急性期入院中で咳嗽があり施行できなかった。呼気中一酸化窒素濃度（FeNO）は参考値だが10ppbと測定可能だった。

▶患者はかかりつけの内科で肺気腫を指摘されていました。慢性閉塞性肺疾患（chronic obstructive pulmonary disease；COPD）は診断されていませんでしたが，COPDの急性増悪と考えられる臨床経過で入院した症例です。呼吸器科のない一般病院であっても，一般内科で診ることが多い症例だと思います。

▶重喫煙歴からCOPDの存在が疑われます。しかし，高齢でFeNOの検査はうまくできず，あくまで参考値であると検査室より報告がありました。

▶COPD急性増悪に対する治療で，全身性ステロイドと抗菌薬の投与が行われました。末

梢血好酸球比率は高くありませんが，ステロイド投与後に血液検査が行われていることに注意が必要です。

症例の続き

COPDの急性増悪が改善し，第7病日に退院した。肺のことが心配であり，かかりつけの内科とともに，当病院での外来フォローも希望した。当院で長時間作用性β_2刺激薬（long-acting β_2-agonist；LABA）/長時間作用性抗コリン薬（long-acting muscarinic antagonist；LAMA）を処方開始し，3カ月ごとの受診となった。しかし，春になって花粉症の季節になり，咳と軽度の呼吸困難を自覚するようになった。患者より「最近体調がよくない。毎年春先にも調子が悪くなる。内科では年に1回しか採血しないので一度大きい病院で採血をしてほしい。糖尿病，脂質異常症も数字をしばらく測っていないので気になる。肺活量もどうなっているか心配なのでまた検査してほしい」と希望があった。そのため，当院で採血，FeNOおよびスパイロメトリーを再度施行した。

検査結果：白血球6000/μL（好中球69.8%，好酸球15%，好塩基球0.5%，単球3.0%，リンパ球11.7%），**特異的IgE**：ヤケヒョウヒダニ class2，ハウスダスト class2，スギ class3，ヒノキ class2。FeNO 40ppb。**スパイロメトリー**：FVC 3.5L，%FVC 87.5%，FEV_1 1.2L，%FEV_1 37.5%，FEV_1%（G）34.3%，サルブタモール吸入後のFEV_1は1.6L（改善率33%，改善量400mLで気道可逆性ありと判断）。

▶入院中は呼吸機能検査が行えませんでした。しかし，外来で症状が比較的落ち着いたタイミングで呼吸機能検査を行ったところ，閉塞性換気障害と気道可逆性を認めました。

▶特異的IgE抗体が複数の項目で陽性でした。

▶これらの病歴と検査結果から喘息があると考えられ，最終的に当院で喘息とCOPDのオーバーラップ（asthma and COPD overlap；ACO）の診断となりました。

▶吸入ステロイド（inhaled corticosteroid；ICS）/LABA/LAMAを開始したところ，症状が安定しました。翌年以降も症状の増悪がみられていません。

▶継続通院も希望しており，近医との併診で当院にも3カ月に一度通院を継続しています。

1. バイオマーカーの変動

▶提示した症例は当初COPDと考えられましたが，経時的にフォローを行うことで，臨床症状やバイオマーカーが変動しました。そのため，最終的にACOの診断に至った症例です。

▶実臨床では，様々な要因によってバイオマーカーが変動する場合があるということに留意が必要です。

- Global Initiative for Asthma（GINA）2024では，タイプ2炎症・非タイプ2炎症と判断する前に，末梢血好酸球数とFeNOの測定の3回までの繰り返しを考慮することが提案されています[1]。
- たとえば，喘息増悪時，経口ステロイド（oral corticosteroid；OCS）を投与する前，OCS投与後1～2週間後，可能な限り低用量のOCSへ減量できたときなど，タイミングを変えて測定することが提案されています。
- 特に本症例のような緊急入院が受診の契機である場合には，抗菌薬やステロイドなどの薬剤が入る場合も多いです。その影響で，入院初診時の検査ではバイオマーカーが正確に反映されていない可能性があり，注意が必要です。
- 急性疾患が安定した後に，退院の直前や，退院後の外来で再測定するということは重要と考えられます。
- 安定した患者に検査を頻回に行う必要があるというわけではありませんが，1回きりの測定で安心するのではなく，タイミングをみてフォローしていくということが重要です。
- 次項では各バイオマーカーの変動について考察します。

2. 末梢血好酸球数の変動

- 単一の末梢血好酸球数の測定が，必ずしも重症好酸球性喘息の表現型を確立するのに十分でないことが示唆されています。
- Lugogoらの報告では，ベンラリズマブの無作為化プラセボ対照臨床試験（SIROCCO試験およびCALIMA試験）のプラセボ群における重症喘息患者の末梢血好酸球数の時間的変動を明らかにしています（図1）[2]。

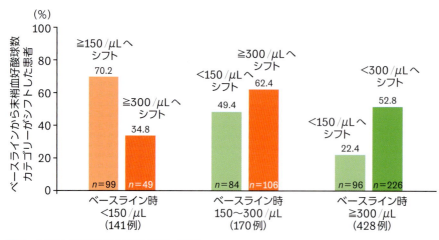

図1 末梢血好酸球数の測定誤差・変動 （文献2より改変）

- 患者をベースラインの血中好酸球数（blood eosinophil count；BEC）に基づいて，150/μL未満，150/μL以上300/μL未満，300/μL以上の3つのグループに分類していま

す．
- 末梢血好酸球数の変動のタイミングを，好酸球数でわけたグループごとに治療開始後4週，8週，24週，40週，および治療終了時に評価しています．
- 734例の評価可能な患者のうち，65%（$n=474$）がBECグループをシフトしており，その大部分の患者〔86%（$n=410$）〕は24週までにシフトしていました．
- 150/μL未満のグループの患者は4週までに59%がシフトし，他のグループでは4週までに38～55%がシフトしていました．
- 末梢血好酸球数のグループをシフトした患者は，シフトしなかった患者に比べて末梢血好酸球数が低く，OCSを多く使用し，鼻茸の発生率やポリペクトミーの既往が少ない傾向にありました．
- 150/μL未満のグループでは，シフトの頻度と早期シフトの割合が高いことがわかりました．
- Gibsonは末梢血好酸球数の日内変動を報告しています．午前1時に最大値が，正午に最小値が記録されており，1日の中でも測定する時間によって末梢血好酸球数は変動する可能性があります[3]．
- すなわちこれらの研究からは，治療選択を決定する際には，単一の末梢血好酸球数の測定だけでなく，複数の末梢血好酸球数の測定と臨床的特徴や病歴の考慮が重要と考えられます．

3. FeNOの変動

- 国立病院機構近畿中央呼吸器センターでは，FeNOの変動について検討しています（図2）[4]．

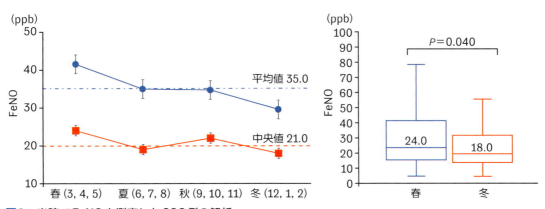

図2 当院でFeNOを測定した396例の解析
FeNOが測定する季節により変動することを示した

（文献4より改変）

- 当院で2017年3月1日から2018年2月28日までにFeNO測定を実施した396件の結果を解析しました[4]．

【年齢と喫煙歴の影響について】

50〜60歳代の男性が最も高いFeNO値を示しました。

喫煙者のFeNO値が非喫煙者よりも高値を示しました。

喫煙が気道の炎症に影響し，FeNO値を一時的に上昇させる可能性があります。

【季節性変動について】

季節を春，夏，秋，冬にわけて比較しました。

春と冬の間で有意差があり，特に春のFeNO値が冬よりも高値でした。

花粉などの環境因子の影響が示唆されました。

【疾患別の影響について】

喘息，喘息＋アレルギー性鼻炎，ACOの患者群が春に高いFeNO値を示しました。

特にACOでは春にFeNO値が極端に高くなる傾向がありました。

季節性の増悪が大きく影響していました。

▶当院の研究では，FeNO値は季節性の変動があり，特に春に高値を示すことがわかりました。

▶Spanierらは，四季がある国において二峰性にFeNO値が上がると報告しています[5]。

▶喫煙歴，性別，年齢もFeNO値に影響を与える重要な因子であり，FeNO測定値を解釈する際には，患者の背景や季節性の変動を考慮することが重要と考えられます。

▶特に本症例のようなACOでは，春の時期の増悪に注意が必要と考えられます。

▶FeNOを単回ではなく複数回測定すること，いくつかのバイオマーカーを併用し包括的に評価することで，治療効果のモニタリングや病状評価においてFeNO測定が有効なツールとなることが期待されます。

4. 血清抗原特異的IgE抗体の変動

▶ACOでは，バイオマーカーとして血清総IgEを測定する場合があります。加えて血清抗原特異的IgE抗体検査も，患者の経時的な変化を検討する際にその有用性を示す複数の研究があります[6〜8]。

▶血清抗原特異的IgE抗体検査は，初診時に喘息を考える場合に行うことが多いと思いますが，複数回測定する機会は少ないかもしれません。

▶しかし，血清抗原特異的IgE抗体検査は急性増悪の原因を検索し，アレルゲン回避の指導をするためにも重要です[9]。

▶アスペルギルスのように血清抗原特異的IgE抗体が長期経過で陽転化することもあります[10]。

▶これらから，日本アレルギー学会からもアレルゲン特異的IgE抗体の定期的な検索が望ましいと提案されています[11]。

▶FeNOや末梢血好酸球数の測定に比べると，測定の機会は少ないかもしれません。しか

し，前回から数年間隔があいているようであれば，症状増悪時や患者希望時を目安にフォローを検討してよいと考えられます。

5. 喘息・COPD症例の実臨床での検査とフォローのコツ

▶COPDと考えられる症例でも，季節性変動など喘息を疑う病歴があれば，患者と相談の上にはなりますが，アレルギーの検査を適宜提案していくということは重要です。

▶COPDは長期の通院が必要となる慢性疾患です。加えて，ACOの場合にはアレルギー疾患であり，臨床経過を含めた長期的なフォローが必要です。

▶症状が一時的に安定していても，後に増悪や，バイオマーカーの変動が起こる場合があります。終診にはせずに，3〜4カ月に1回など間隔をあけて通院して頂き，季節ごとの症状やバイオマーカーのフォローをすることは選択肢のひとつであると考えられます。

▶普段から，患者から自覚症状を話してもらいやすい，症状増悪時には医師から検査を提案しやすいような，お互いの信頼関係の構築が重要と考えられます。

キュート先生からのQuestion

本症例のように緊急入院が受診の契機である場合には，症状，急性期の末梢血や炎症反応，肺機能検査の結果などがCOPDと喘息の鑑別の参考になりにくいことがありますよね。喘息の既往がなく，重喫煙歴があって，X線やCTでも高度肺気腫があるような場合にはCOPDを強く疑いますが，それでもアレルギー歴や可逆性，FeNOがやや高いような場合には喘息の要素を疑います。先生方の施設では，COPD症例に対して，喘息の要素を考慮するためにルーチンで行っている検査などはありますか？

田中先生からのAnswer

ありがとうございます。COPD症例に対して喘息の要素を考慮する場合，当院では初診の場合には可逆性試験，FeNO，採血（末梢血好酸球数，特異的IgE検査（RAST），総IgE値）を一度評価します。合併症評価のため副鼻腔CTと，気管支壁の肥厚を確認するため胸部CTも考慮します。末梢血好酸球数が高く，神経症状がある場合には好酸球性多発血管炎性肉芽腫症（eosinophilic granulomatosis with polyangiitis；EGPA）を鑑別に抗好中球細胞質抗体（anti-neutrophil cytoplasmic antibody；ANCA）測定を考慮する場合もあります。

フォローにつきましては，FeNOは3カ月ごと，好酸球を含めた採血はもう少し頻回に行い，FeNOと呼吸機能検査は半年〜1年ごと，RASTは数年間があいている場合は再検を考慮します。喀痰好酸球（好中球），呼吸抵抗，血清ペリオスチンは当院ではルーチンでは行っていません。

◀文献▶

1) GINA : 2024 GINA Main Report.
   https://ginasthma.org/2024-report/

2) Lugogo NL, et al : Ann Allergy Asthma Immunol. 2020 ; 125(2) : 171-6.

3) Gibson PG : Respirology. 2018 ; 23(1) : 12-3.

4) 上西珠実, 他 : 医学検査. 2020 ; 69(4) : 534-8.

5) Spanier AJ, et al : Pediatr Pulmonol. 2008 ; 43(6) : 576-83.

6) Wass U, et al : J Allergy Clin Immunol. 1988 ; 82(4) : 679-85.

7) Mayumi M, et al : Allergol Int. 1998 ; 47 : 129-36.

8) Zhong ZD, et al : AAPS J. 2020 ; 22(2) : 36.

9) Jutel M, et al : J Allergy Clin Immunol. 2015 ; 136(3) : 556-68.

10) Watai K, et al : Allergy. 2018 ; 73(12) : 2385-8.

11) 日本アレルギー学会喘息ガイドライン専門部会, 監 : 喘息予防・管理ガイドライン2021. 協和企画, 2021.

執筆：田中悠也／倉原　優

第3章　治療

1 喘息　安定期の治療

1. 喘息の管理目標

POINT!　症状コントロール・増悪抑制・ステロイドなしが目標

▶喘息の治療目標は，症状コントロールのために気道炎症を制御して正常な呼吸機能を保つことと，将来のリスク回避のために呼吸機能の経年低下を抑制して喘息死や治療薬の副作用発現を回避することです（**表1**）[1]。喘息は慢性疾患であり，かつ若年者でも罹患することがある疾患です。また現時点では根治は困難であり，長い年月付き合わなければいけない疾患です。現在の症状コントロールもさることながら，長期的な将来のリスク軽減は重要な意味合いがあると考えます。喘息の症状がどのくらいコントロールされているかは，**表2**に基づいてコントロール良好をめざしていきます[1]。

表1　喘息の管理目標

Ⅰ.症状のコントロール（増悪や喘息症状がない状態を保つ）	① 気道炎症を制御する* ② 正常な呼吸機能を保つ（PEFが予測値の80％以上かつ日内変動が10％未満）
Ⅱ.将来のリスク回避	① 喘息死を回避する ② 急性増悪を予防する ③ 呼吸機能の経年低下を抑制する ④ 治療薬の副作用発現を回避する ⑤ 健康寿命と生命予後を良好に保つ

*：可能な限り呼気中一酸化窒素濃度（FeNO）測定や喀痰好酸球検査で気道炎症を評価する
PEF：peak expiratory flow，最大呼気流量　　　　　　　　　　　　　　（文献1より転載）

表2　喘息コントロール状態の評価

	コントロール良好 （すべての項目が該当）	コントロール不十分 （いずれかの項目が該当）	コントロール不良
喘息症状（日中および夜間）	なし	週1回以上	コントロール不十分の項目が3つ以上あてはまる
増悪治療薬の使用	なし	週1回以上	
運動を含む活動制限	なし	あり	
呼吸機能（FEV$_1$およびPEF）	予測値あるいは自己最良値の80％以上	予測値あるいは自己最良値の80％未満	
PEFの日（週）内変動	20％未満*1	20％以上	
増悪（予定外受診，救急受診，入院）	なし	年に1回以上	月に1回以上*2

*1：1日2回測定による日内変動の正常上限は8％である
*2：増悪が月に1回以上あれば他の項目が該当しなくてもコントロール不良と評価する　　　（文献1より転載）

▶また近年は，喘息の「臨床的寛解（clinical remission）」という概念があり，できる限りこの3つの指標をめざして喘息治療を組み立てていくことが推奨されています（**表3**）[2]。1年間を通してACT（asthma control test）≧23点以上，増悪なし，経口ステロイドの定期使用なしという比較的厳しい目標ですが，吸入薬や生物学的製剤を含めた薬物治療と非薬物治療を駆使して，何としてでも達成していきたいものです。

表3 「臨床的寛解」の基準

項目	基準
1. ACT	23点以上（1年間）
2. 増悪*	なし（1年間）
3. 定期薬としての経口ステロイド	なし（1年間）

＊：増悪とは喘息症状によって次のいずれかに該当した場合とする
①全身性ステロイドを投与した場合
②救急受診した場合
③入院した場合 　　　　　　　　　　　　　　　　　　　　　　（文献2より転載）

2. 喘息の重症度

POINT! 喘息症状の特徴から重症度が推定できる

▶喘息の重症度は喘息症状の頻度や強度から4段階に分類されます（**表4**）[1]。ピークフロー値や1秒量から客観的に評価することもできます。喘息症状の特徴あるいは呼吸機能から，いずれか1つが認められればその重症度と評価します。

▶ピークフローメーターを持っている患者は以前より減りましたが，Amazonでも比較的

表4 喘息の重症度分類

重症度*1		軽症間欠型	軽症持続型	中等症持続型	重症持続型
喘息症状の特徴	頻度	週1回未満	週1回以上だが毎日ではない	毎日	毎日
	強度	症状は軽度で短い	月1回以上日常生活や睡眠が妨げられる	月1回以上日常生活や睡眠が妨げられる	日常生活に制限
				しばしば増悪	しばしば増悪
	夜間症状	月に2回未満	月に2回以上	週1回以上	しばしば
PEF FEV$_1$*2	%FEV$_1$, %PEF	80%以上	80%以上	60%以上80%未満	60%未満
	変動	20%未満	20～30%	30%を超える	30%を超える

＊1：いずれか1つが認められればその重症度と判断する
＊2：症状からの判断は重症例や長期罹患例で重症度を過小評価する場合がある
　　呼吸機能は気道閉塞の程度を客観的に示し，その変動は気道過敏性と関連する
　　%FEV$_1$＝（FEV$_1$測定値/FEV$_1$予測値）×100
　　%PEF＝（PEF測定値/PEF予測値または自己最良値）×100 　　　　　　　（文献1より転載）

安価に購入することができますので，日々の変動を評価したい方であれば勧めてもよいでしょう。

3. 喘息安定期の長期管理薬

POINT! 喘息安定期はICSと気管支拡張薬，生物学的製剤を使いこなそう

▶喘息に必要な薬剤は「長期管理薬」と「増悪治療薬」の2種類にわけられます。本稿では安定期の喘息の長期管理薬を取り上げていきます（**表5**）[1]。長期管理薬は長期管理のために継続的に使用し，喘息コントロール良好をめざす薬剤として位置づけられています。

表5　喘息の長期管理薬

1. 副腎皮質ステロイド

   1) 吸入ステロイド（ICS）
      (1) ベクロメタゾンプロピオン酸エステル
      (2) フルチカゾンプロピオン酸エステル
      (3) ブデソニド
      (4) シクレソニド
      (5) モメタゾンフランカルボン酸エステル
      (6) フルチカゾンフランカルボン酸エステル
   2) 経口ステロイド（OCS）

2. 長時間作用性β₂刺激薬（LABA）

   1) 吸入薬：サルメテロールキシナホ酸塩
   2) 貼付薬：ツロブテロール
   3) 経口薬：プロカテロール塩酸塩　など

3. 長時間作用性抗コリン薬（LAMA）

   チオトロピウム臭化物水和物

4. 吸入ステロイド/長時間作用性吸入β₂刺激薬配合剤

   (1) フルチカゾンプロピオン酸エステル/サルメテロールキシナホ酸塩配合剤
   (2) ブデソニド/ホルモテロールフマル酸塩配合剤
   (3) フルチカゾンプロピオン酸エステル/ホルモテロールフマル酸塩配合剤
   (4) フルチカゾンフランカルボン酸エステル/ビランテロールトリフェニル酢酸塩
   (5) モメタゾンフランカルボン酸エステル/インダカテロール酢酸塩

5. 吸入ステロイド/長時間作用性抗コリン薬/長時間作用性吸入β₂刺激薬配合剤

   (1) モメタゾンフランカルボン酸エステル/グリコピロニウム臭化物/インダカテロール酢酸塩
   (2) フルチカゾンフランカルボン酸エステル/ウメクリジニウム臭化物/ビランテロールトリフェニル酢酸塩

6. ロイコトリエン受容体拮抗薬

   (1) プランルカスト水和物
   (2) モンテルカストナトリウム

7. テオフィリン徐放製剤

8. 抗IgE抗体製剤　オマリズマブ

9. 抗IL-5抗体製剤　メポリズマブ
   抗IL-5Rα抗体製剤　ベンラリズマブ

10. 抗IL-4Rα抗体製剤　デュピルマブ

11. ロイコトリエン受容体拮抗薬以外の抗アレルギー薬

   1) メディエーター遊離抑制薬：クロモグリク酸ナトリウム　など
   2) ヒスタミンH₁受容体拮抗薬
   3) トロンボキサン阻害薬
   4) TH2サイトカイン阻害薬

12. アレルゲン免疫療法（allergen immunotherapy；AIT）

13. その他の薬剤・療法

（文献1より転載）

（1）吸入ステロイド（ICS）/経口ステロイド（OCS）

▶吸入ステロイド（inhaled corticosteroid；ICS）は喘息治療に最も重要かつ効果的な抗炎症薬で，第一選択薬となります。吸入ステロイドを含む製剤を**表6**に示します[3]。

表6 配合剤を含む吸入ステロイドの種類と製品名

	pMDI（加圧噴霧式定量吸入器）	DPI（ドライパウダー吸入器）
BDP（ベクロメタゾンプロピオン酸エステル）	BDP-HFA （キュバール®エアゾール）	なし
FP（フルチカゾンプロピオン酸エステル）	FP-HFA （フルタイド®エアゾール）	FP-DPI （フルタイド®ディスカス）
FPとSM（サルメテロールキシナホ酸塩）との配合剤	FP/SM-HFA （アドエア®エアゾール）	FP/SM DPI （アドエア®ディスカス）
FPとFM（ホルモテロールフマル酸塩水和物）との配合剤	FP/FM-HFA （フルティフォーム®エアゾール）	なし
BUD（ブデソニド）*1	なし	BUD-DPI （パルミコート®タービュヘイラー）
BUDとFM（ホルモテロールフマル酸塩水和物）との配合剤	なし	BUD/FM （シムビコート®タービュヘイラー）
CIC（シクレソニド）	CIC-HFA （オルベスコ®インヘラー）	なし
MF（モメタゾンフランカルボン酸エステル）	なし	MF-DPI （アズマネックス®ツイストヘラー）
FF（フルチカゾンフランカルボン酸エステル）	なし	FF-DPI （アニュイティ®エリプタ）
FFとVI（ビランテロールトリフェニル酢酸塩）との配合剤	なし	FF/VI （レルベア®エリプタ）
MFとIND（インダカテロール酢酸塩）との配合剤	なし	MF/IND （アテキュラ®ブリーズヘラー）
MFとIND，GLY（グリコピロニウム臭化物）との配合剤	なし	MF/GLY/IND （エナジア®ブリーズヘラー）
FFとVI，UMEC（ウメクリジニウム臭化物）との配合剤	なし	FF/UMEC/VI （テリルジー®エリプタ）
BUDとFM，GLYとの配合剤	BUD/GLY/FM （ビレーズトリ®エアロスフィア）*2	なし

*1：BUDには吸入懸濁液（BIS）がある
*2：適応症はCOPDのみ

（文献1より改変）

▶ステロイドの作用として，炎症細胞の肺や気道内の浸潤抑制，血管透過性の抑制，気道分泌の抑制，気道過敏性の抑制，サイトカイン産生の抑制，β_2刺激薬の作用増強，ロイコトリエンやプロスタグランジンの産生抑制などの機序が考えられています。

▶ICSは喘息症状の軽減，QOL改善，肺機能の改善，気道過敏性の軽減，気道炎症の抑制，増悪の回数や強度の改善のほか，医療費の節減や気道リモデリングの抑制，喘息死の減少など，喘息の管理目標の大部分に対する効果が証明されています。

▶ICSの局所の副作用としては，口腔・咽頭カンジダ症や嗄声などが問題となることはありますが，全身性の副作用は軽微です。ICSが結核や非結核性抗酸菌症，肺炎の頻度を

高めることが懸念されていますので，高用量ICSを漫然と投与し続けることはなるべく防ぐ必要があります。

▶経口ステロイド（oral corticosteroid；OCS）は，長期管理における「治療ステップ4」で長期管理薬として使われることもあります。ただし，増悪に伴う短期使用が年4回以上繰り返されるだけで骨粗鬆症，骨折，高血圧，肥満，2型糖尿病，胃潰瘍や消化管出血，白内障などのリスクが高まることが知られています[4, 5]（図1）。

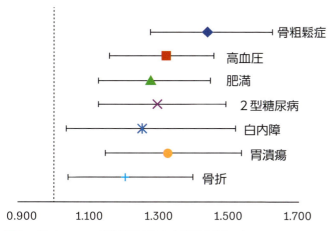

図1 経口ステロイド連用は重大な副作用リスク （文献4より改変）

▶またOCS 5mg/日未満でも，長期間定期的に処方されると同様の副作用の発現リスクが高まることも報告[6]されています。つまり，OCSが頻繁に処方されるような増悪を認める場合や，長期管理薬としてOCSを投与しなければならないようなコントロールの喘息の場合には，他の治療薬の併用，環境調整，併存症の管理を含めて生物学的製剤を考慮すべきと考えます。

(2) 長時間作用性β₂刺激薬（LABA）

▶β₂刺激薬は気管支平滑筋のβ₂受容体に作用し，細胞内サイクリックAMP（cAMP）濃度を上昇させて弛緩させます。そのほか，気道上皮細胞に作用して線毛運動による気道分泌の排泄を促します。長時間作用性β₂刺激薬（long-acting β₂ agonist；LABA）は疎水性が高いため，その効果が長時間持続します。

▶基本的にはICSと併用することが必須で，ICS/LABAを併用することでICSの投与量を減少させ，喘息コントロールが良好になる症例が増えることが示されています[7, 8]。

▶貼付薬であるツロブテロールは24時間効果が持続し，吸入や内服が困難な症例に有用です。ICSと併用することでその有効性が報告されています[9]。

▶副作用としてβ刺激作用による振戦，動悸，頻脈などがありますので，症状が認められる場合には減量や中止が必要になることもあります。

(3) 長時間作用性抗コリン薬（LAMA）

▶長時間作用性抗コリン薬（long-acting muscarinic antagonist；LAMA）はムスカリン

M3受容体に拮抗して気道平滑筋を弛緩させます。LABAと同じく，長期管理薬としてはICSとの併用が必須となります。低〜中用量ICSで喘息症状が残る症例に対するLAMAの上乗せが，LABAと同等の効果であることが示されました（図2）[10]。

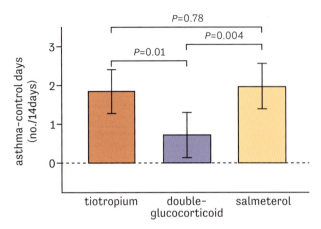

図2 低〜中用量ICSで症状が残る症例に対するLAMAの上乗せはLABAと同等
（文献10より改変）

▶ また，高用量ICS＋LABAの治療で喘息症状が残る重症持続型の症例に対するLAMAの上乗せで，呼吸機能の改善や増悪予防効果が示されました（図3）[11]。咳症状や咳受容体感受性に対する改善効果も報告されています[12]。

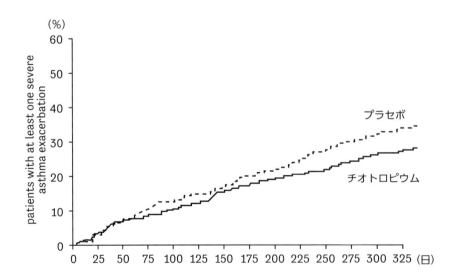

図3 高用量ICS＋LABAで症状が残る重症持続型例に対するLAMAの上乗せは増悪予防効果あり
（文献11より改変）

▶ もちろん抗コリンの副作用としての口渇や閉塞隅角緑内障，前立腺肥大による排尿障害には注意が必要です。ただし喘息は若い方が多いので，高齢者に多い慢性閉塞性肺

疾患（chronic obstructive pulmonary disease；COPD）よりはLAMAを選択できる可能性が高いと考えています。

（4）ICS/LABA

▶ICS/LABAは，それぞれを別々に吸入するより効果が高いことが知られています[13]。配合剤を使用することで吸入操作回数が減少しアドヒアランスが保たれることと，LABAの単独使用が防げるメリットがあります。β刺激薬の連用により，β_2受容体のダウンレギュレーションが不安視されていましたが，ICSと併用することにより，それを防ぐ効果も期待されています[14]。

（5）ICS/LABA/LAMA

▶ICS/LABA/LAMA配合剤は，トリプル療法あるいは3成分配合治療（single-inhaler triple therapy；SITT）と言われており（**表7**）[3]，喘息治療に一般的に使用されています。

表7　ICS/LABA/LAMA 3成分配合薬の投与量の目安

	低用量	中用量	高用量
MF/GLY/IND (DPI)[*1] エナジア®		吸入用カプセル中用量80μg製剤1カプセルを1日1回 80μg/50μg/150μg	吸入用カプセル高用量160μg製剤1カプセルを1日1回 160μg/50μg/150μg
FF/UMEC/VI (DPI) テリルジー®	100μg製剤1回1吸入を1日1回 100μg/62.5μg/25μg	100μg製剤1回1吸入を1日1回 100μg/62.5μg/25μg または 200μg製剤1回1吸入を1日1回 200μg/62.5μg/25μg	200μg製剤1回1吸入を1日1回 200μg/62.5μg/25μg
BUD/GLY/FM (pMDI)[*2] ビレーズトリ®		1回2吸入を1日2回 160μg/9.0μg/5.0μg	

＊1：適応症は喘息のみ
＊2：適応症はCOPDのみ
MF：モメタゾンフランカルボン酸エステル，GLY：グリコピロニウム臭化物，IND：インダカテロール酢酸塩，FF：フルチカゾンフランカルボン酸エステル，UMEC：ウメクリジニウム臭化物，VI：ビランテロールトリフェニル酢酸塩，BUD：ブデソニド，FM：ホルモテロールフマル酸塩水和物，DPI：dry powder inhaler，ドライパウダー吸入器，pMDI：pressurized metered-dose inhaler，加圧噴霧式定量吸入器　　　　　　　　　　　　　　（文献3より改変）

▶現在，喘息の適応のあるSITTは2種類です。ビレーズトリ®はCOPDにのみ適応があります。いずれもICS/LABAとの比較で呼吸機能の改善効果が示されており，LAMAを上乗せすることによる有害事象の懸念はないとの結果でした[15, 16]。

▶SITTとICS/LABAを比較したメタ解析では，重度の増悪抑制，喘息コントロール改善が示されましたが，QOLや死亡率の改善効果は同等との結果が示されました（**図4**）[17]。

source	mean annualized exacerbation rate		incidence rate ratio (95% CI)		weight, %
	triple	dual			
Kerstjens et al, 2012	0.53	0.66	0.80 (0.66-0.96)		21
Kerstjens et al, 2020	0.26	0.33	0.78 (0.61-1.00)		12
Kerstjens et al, 2020	0.38	0.41	0.93 (0.74-1.17)		14
Lee et al, 2020	0.38	0.41	1.04 (0.82-1.31)		14
Lee et al, 2020	0.39	0.38	0.92 (0.69-1.23)		9
Pearl Therapeutics, 2017	0.44	0.55	0.79 (0.58-1.09)		8
Virchow et al, 2019	0.27	0.35	0.77 (0.64-0.93)		22
overall: $I^2=0\%$			0.85 (0.78-0.92)		100

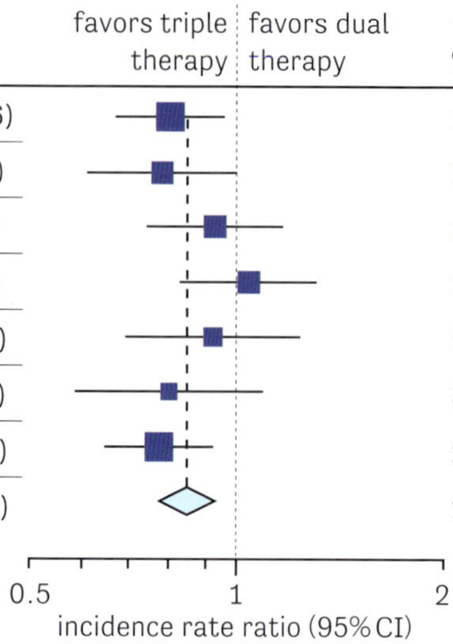

favors triple therapy / favors dual therapy

incidence rate ratio (95% CI)

図4 SITT は ICS/LABA と比べ重度の増悪抑制，喘息コントロールを改善させる　　(文献17より改変)

(6) ロイコトリエン受容体拮抗薬 (LTRA)

▶ロイコトリエン受容体拮抗薬 (leukotriene receptor antagonist；LTRA) は気管支拡張作用と気道炎症の抑制作用があり，喘息症状，呼吸機能，喘息増悪回数の改善やQOLの改善効果が期待できます。

▶一般的にはICSに上乗せする形で用いられますが，抗炎症作用もありますので単剤でも使用可能とされています。特にアレルギー性鼻炎合併喘息，運動誘発喘息，NSAIDs過敏喘息（アスピリン喘息）の長期管理薬として有用です[18]。

(7) テオフィリン徐放製剤 (SRT)

▶テオフィリン徐放製剤 (sustained released theophylline；SRT) は気管支拡張作用，粘膜線毛輸送能の亢進，抗炎症作用などがあります。ICSや気管支拡張薬でも治療効果が不十分な場合に上乗せを検討します。

▶テオフィリンの副作用として悪心，嘔吐などの消化器症状や動悸，頻脈などがあります。定期的な血中濃度測定が必要となります。

(8) 生物学的製剤

▶重症喘息や難治性喘息の長期管理薬として，現在5種類の生物学的製剤が使用可能です（**表8**）[2]。一般的には2型炎症が優位な病態に効果が高いとされています。現在，喘息の気道炎症に関わる，IgE, IL (interleukin)-5, IL-4, 胸腺間質性リンパ球新生因子 (thymic stromal lymphopoietin；TSLP) に対する生物学的製剤が実臨床で活用されています（1章1，**図4**参照）。

▶アトピー型喘息ではオマリズマブ（抗IgE抗体），好酸球性喘息ではメポリズマブ（抗IL-5抗体）やベンラリズマブ（抗IL-5Rα抗体），IgEや好酸球数にかかわらず使用可能なデュ

ピルマブ（抗IL-4Rα抗体）やテゼペルマブ（抗TSLP抗体）は喘息症状やQOLを改善し，喘息増悪を減らすことが知られています。これらの生物学的製剤は，全身性ステロイドに優先して導入すべき長期管理薬に位置づけられています。

表8　生物学的製剤一覧表

	抗IgE抗体	抗IL-5抗体	抗IL-5Rα抗体	抗IL-4Rα抗体	抗TSLP抗体
一般名	オマリズマブ	メポリズマブ	ベンラリズマブ	デュピルマブ	テゼペルマブ
適応年齢	6歳以上	6歳以上	6歳以上	12歳以上	12歳以上
基本的な対象	重症のタイプ2喘息（通年性吸入抗原感作例）で血清総IgE値30～1500IU/mL	重症喘息で血中好酸球数150/μL以上または過去12カ月間に300/μL以上	重症喘息で血中好酸球数150/μL以上または過去12カ月間に300/μL以上	重症喘息で血中好酸球数150/μL以上またはFeNO25ppb以上，血清総IgE値167IU/mL以上	バイオマーカーにはかかわらず重症喘息
増悪抑制効果	◎	◎	◎	◎	◎
ステロイド減量	○	◎	◎	◎	△
呼吸機能改善	○	◎	◎	◎	◎
併存症への保険適用*	特発性の慢性蕁麻疹・季節性アレルギー性鼻炎	好酸球性多発血管炎性肉芽腫症（300mg）		アトピー性皮膚炎・鼻茸を伴う慢性副鼻腔炎・特発性の慢性蕁麻疹・結節性痒疹	
自己注射	○	○		○	○
重症喘息への投与法	体重と血清総IgE値から投与量と間隔を決定	100mg，4週ごと小児（6歳以上12歳未満）：40mg，4週ごと	成人および小児（12歳以上および体重35kg以上の6歳以上12歳未満）：30mgを当初3回4週ごと，その後は8週ごと 小児（体重35kg未満の6歳以上12歳未満）：10mgを当初3回4週ごと，その後は8週ごと	初回600mg，その後は1回300mgを2週ごと	210mg，4週ごと

表に示す効果は，無作為化二重盲検偽薬対照試験で確認された場合は「◎」，メタ解析や非偽薬対照試験で確認された場合は「○」，サブグループ解析のみで示唆された場合は「△」とする
＊：喘息と用法・用量が異なる場合がある
（文献2より転載）

① オマリズマブ（ゾレア®，ヒト化抗ヒトIgEモノクローナル抗体）

▶オマリズマブは血中遊離IgEのCε3に結合し，高親和性IgE受容体とIgEの結合を阻害します。Ⅰ型アレルギー反応を抑制し，IgE陽性細胞を減少させます。重症のタイプ2炎症の喘息で，特に通年性吸入抗原感作例において血清総IgE値が30～1500IU/mLの

症例に適応になります。6歳以上の小児・成人に75〜600mg/回、2週または4週ごとに皮下注する薬剤です。

▶実臨床では通年性吸入抗原感作があるにもかかわらず、IgE値が至適範囲内に収まらず、オマリズマブの適応から外れてしまうことがしばしばあります。またIgE値が高いと、推奨される投与頻度・投与量が上がるため、皮下注の頻度と回数が増え患者から嫌がられることもあります。

▶オマリズマブとプラセボを比較した8つの臨床試験のメタアナリシスにおいて、喘息増悪を43%減少させる効果を示しました（図5）[19]。オマリズマブの増悪抑制の予測マーカーとしては、治療前の好酸球数や呼気中一酸化窒素濃度（FeNO）などの2型炎症マーカーの高値が知られています[20, 21]。

研究	オマリズマブ		プラセボ		割合	Risk Ratio M-H, Random, 95% CI	Risk Ratio M-H, Random, 95% CI
	イベント	症例数	イベント	症例数			
Busse 2001	39	268	60	257	15.5%	0.62 [0.43, 0.90]	
Holgate 2004	13	126	15	120	4.8%	0.83 [0.41, 1.66]	
Humbert 2005	35	246	55	236	14.2%	0.61 [0.42, 0.90]	
Lanier 2009	56	384	59	192	18.9%	0.47 [0.34, 0.65]	
Milgrom 2001	35	225	25	109	10.4%	0.68 [0.43, 1.07]	
Ohta 2009	6	151	18	164	3.0%	0.36 [0.15, 0.89]	
Soler 2001	35	274	83	272	16.0%	0.42 [0.29, 0.60]	
Vignola 2004	43	209	59	196	17.2%	0.68 [0.49, 0.96]	
Total (95% CI)		1883		1546	100.0%	0.57 [0.48, 0.66]	
イベント数	262		374				

Heterogeneity: $Tau^2=0.01$; $Chi^2=8.15$, df=7 ($P=0.32$); $I^2=14\%$
Test for overall effect: $Z=7.06$ ($P<0.00001$)

0.1 0.2   0.5   1   2   5   10
favours omalizumab   favours placebo

図5　オマリズマブは喘息増悪を43%減少させる

（文献19より改変）

▶喘息以外にも季節性アレルギー性鼻炎、特発性慢性蕁麻疹にも有効で、保険適用があります。またアレルギー性気管支肺アスペルギルス症（allergic bronchopulmonary aspergillosis；ABPA）やNSAIDs過敏喘息、好酸球性副鼻腔炎や鼻茸を伴う慢性副鼻腔炎などへの有用性も報告されています。

▶個人的には若年発症のアトピー型喘息、アレルギー性鼻炎や花粉症、慢性蕁麻疹を合併した難治性喘息にオマリズマブの効果を期待しています。好酸球値やFeNO値がそれほどでなく、IgE値が至適範囲にある場合にはオマリズマブの良い適応です。

▶先日、食物アレルギーに対するオマリズマブの効果についての論文も報告[22]されていましたので、食物アレルギーを併存する喘息でも適応としてもよいかもしれません。

②メポリズマブ（ヌーカラ®、ヒト化抗IL-5モノクローナル抗体）

▶メポリズマブはIL-5に特異的に結合し、IL-5による好酸球の増殖を抑制します。末梢

血・喀痰・気道粘膜内の好酸球数を減らす効果が期待できます。6〜12歳では40mg/回，4週ごとに皮下注，12歳以上では100mg/回，4週ごとに皮下注します。

▶高用量ICSや他の喘息治療薬を用いても2回以上の増悪歴のある好酸球性重症喘息を対象にした臨床試験では，メポリズマブ群が32週間での喘息増悪発現頻度を有意に低下させる効果が示されました（図6）[23]。末梢血好酸球数が多いほどその効果が高く，メポリズマブを投与すると末梢血好酸球数は速やかに減少します。2型炎症マーカーの中でもFeNO値は下がりにくいことも知られています[24]。

▶既存治療で効果不十分な好酸球性多発血管炎性肉芽腫症（eosinophilic granulomatosis with polyangiitis；EGPA）に対しても保険適用があり，1回300mgを4週ごとに皮下注します。

▶個人的には好酸球性喘息にメポリズマブを活かしていますが，保険適用が通ってからはEGPAに対しても，必ず活用するように心がけています。また経済的にベンラリズマブが適応されない症例に対しても，メポリズマブを勧めることもあります。

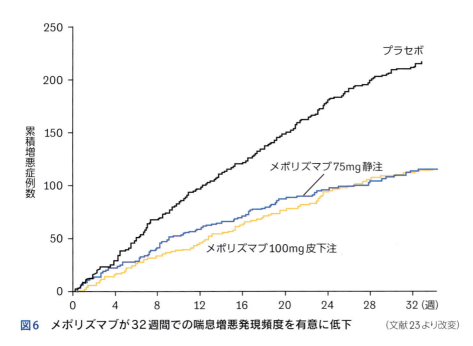

図6 メポリズマブが32週間での喘息増悪発現頻度を有意に低下　　　（文献23より改変）

③ベンラリズマブ（ファセンラ®，ヒト化抗IL-5Rαモノクローナル抗体）

▶ベンラリズマブはIL-5Rα鎖に結合し，高い抗体依存性細胞傷害（antibody dependent cellular cytotoxicity；ADCC）活性を有します。好酸球のアポトーシスを誘導し，末梢血・骨髄・気道中の好酸球を著明に減少させます。重症の好酸球性喘息に適応があり，成人では30mg/回，初回・4週・8週後に，以降8週間隔で皮下注します。

▶中用量ICSや他の喘息治療薬でも2回以上の増悪歴のある好酸球性重症喘息を対象に，ベンラリズマブ群は末梢血好酸球数≧300/μLの症例で，56週間での喘息増悪発現頻度を低下させ，症状スコアも改善しました（図7）[25]。末梢血好酸球数が高いほどその

効果が高まります。
- また,鼻茸を伴う慢性副鼻腔炎の鼻茸縮小や症状改善の報告もあります[26]。
- 個人的には好酸球性喘息,特に1000/μL以上の末梢血好酸球数を認めるような場合に積極的にベンラリズマブを勧めています。好酸球数をゼロにするほどの効果を認めますし,経口ステロイドの減量効果も強いため,好酸球が暴れているような症例には良い適応です。メポリズマブで効果が不十分な好酸球性喘息では,ベンラリズマブを試してみることもあります。

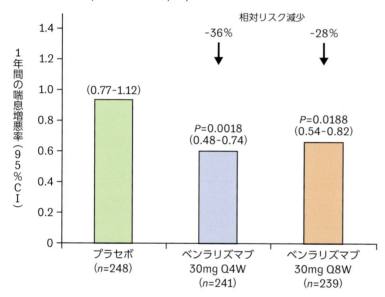

図7 ベンラリズマブは56週間での喘息増悪発現頻度を低下

(文献25より改変)

④デュピルマブ(デュピクセント®,ヒト化抗IL-4Rαモノクローナル抗体)

- デュピルマブはIL-4Rα鎖に結合し,IL-4,IL-13両方のシグナル伝達を阻害する薬剤です。IgE産生細胞への分化誘導を阻害し,気道炎症やリモデリングも抑制することで効果を発揮します。12歳以上が適応で,初回600mg/回,以降300mg/回,2週ごとに皮下注します。患者によっては2週ごとに皮下注することにハードルを感じている方もいらっしゃいます。
- 中用量〜高用量ICSや他の喘息治療薬でも1回以上の増悪のある喘息を対象に,52週間での喘息増悪発現頻度を低下させる効果が示されました(図8)[27]。特に好酸球数が高いほど,FeNOが高いほど1秒量の改善効果が発揮されます。
- ステロイド外用薬やタクロリムス外用薬でも効果が不十分なアトピー性皮膚炎,全身性ステロイドや手術でもコントロール不良な鼻茸を伴う慢性副鼻腔炎にも有効性が示されており,保険適用があります。

- 一般的には好酸球性喘息やアトピー型喘息に適応がありますが，好酸球性副鼻腔炎や鼻茸を伴う慢性副鼻腔炎など，上気道の炎症に対しても適応があるため，耳鼻咽喉科の先生方とも連携をとりながら診療にあたります。
- IL-4，IL-13と幅広く喘息に関連する炎症を抑えますので，他の生物学的製剤でも効果が不十分であれば，一度スイッチして効果を試してみることもあります。

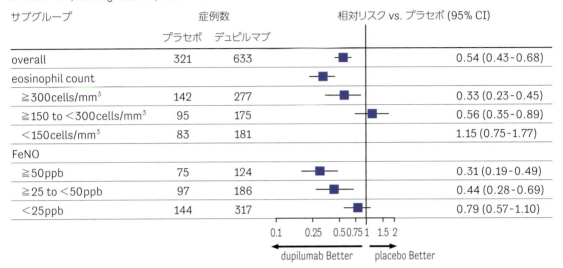

図8 デュピルマブは52週間での喘息増悪発現頻度を低下　　　　　　　　　　　　　　　　　（文献27より改変）

⑤ テゼペルマブ（テゼスパイア®，ヒト抗TSLPモノクローナル抗体）

- テゼペルマブはTSLPの中和抗体として作用を阻害します。TSLPはグループ2自然リンパ球（group 2 innate lymphoid cell；ILC2）や好酸球の分化誘導に関係しており，喘息気道の広いサイトカインネットワークの上流から抑制的に作用します。12歳以上が適応で，210mg/回，4週ごとに皮下注します。
- 中用量ICSや他の喘息治療薬でも増悪歴のある喘息に対して，好酸球数・FeNO値にかかわらず年間増悪率を有意に改善することが示されています（図9）[28]。もちろん好酸球数やFeNO値が高いほど効果も期待できます。特に好酸球数，FeNO値，総IgE値の3項目が高値，すなわちトリプルハイの症例では高い効果が期待できます。
- 実臨床では，トリプルハイの症例にはまずテゼペルマブを勧めています。明らかな外的因子による喘息症状の悪化がある場合にも，テゼペルマブを投与することがあります。テゼペルマブは粘液栓に対する効果や気道過敏性に対する効果も示されていますので，外的要因が強い症例にも一度検討してみてはいかがでしょうか。

サブグループ	テゼペルマブ	プラセボ		rate ratio (95% CI)
	症例数/喘息増悪年間率			
overall	528/0.93	531/2.10		0.44 (0.37-0.53)
eosinophil count at baseline (cells/μL)				
<300	309/1.02	309/1.73		0.59 (0.46-0.75)
≧300	219/0.79	222/2.66		0.30 (0.22-0.40)
eosinophil count at baseline (cells/μL)				
<150	138/1.04	138/1.70		0.61 (0.42-0.88)
150 to <300	171/1.00	171/1.75		0.57 (0.41-0.79)
300 to <450	99/0.92	95/2.22		0.41 (0.27-0.64)
≧450	120/0.68	127/3.00		0.23 (0.15-0.34)
eosinophil count at baseline (cells/μL)				
<150	138/1.04	138/1.70		0.61 (0.42-0.88)
≧150	390/0.89	393/2.24		0.39 (0.32-0.49)
FeNO at baseline (ppb)				
<25	213/1.07	220/1.57		0.68 (0.51-0.92)
≧25	309/0.82	307/2.52		0.32 (0.25-0.42)
FeNO at baseline (ppb)				
<25	213/1.07	220/1.56		0.68 (0.51-0.92)
25 to <50	158/0.87	151/2.20		0.40 (0.28-0.56)
≧50	151/0.75	156/2.83		0.27 (0.19-0.38)
allergic status at baseline				
positive for any perennial allergens	339/0.85	341/2.03		0.42 (0.33-0.53)
negative for all perennial allergens	184/1.09	177/2.21		0.49 (0.36-0.67)

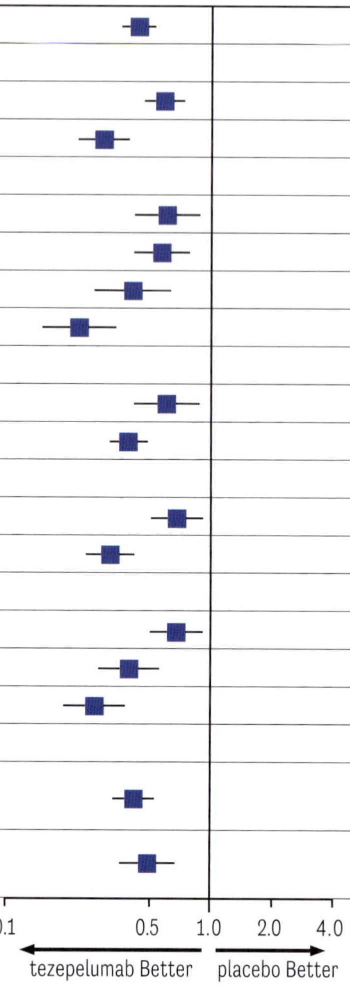

0.1　　　0.5　1.0　2.0　4.0

← tezepelumab Better　　placebo Better →

図9　テゼペルマブは好酸球数・FeNO値にかかわらず年間増悪率を有意に改善　　(文献28より改変)

4. 喘息安定期の薬物治療の実際

POINT!　喘息安定期は治療ステップと治療開始後の評価で考える

▶喘息治療は，その治療強度から4つの治療ステップにわけられています。『喘息予防・管理ガイドライン2021』には長期管理薬の基本治療と追加治療，増悪期の治療が挙げられています（**図10**）[1]。

▶また，喘息の重症度分類から推奨される治療ステップ（**表9**）[1]がありますので，喘息治療の経験が浅い先生はこれらの図表を見ながら治療戦略を組み立てていきます。それぞれの薬剤ごとに気管支拡張作用・抗炎症作用・リモデリング抑制や気道分泌抑制などの作用機序と守備範囲が異なりますので，**表10**を参考に薬剤ごとの特徴を考慮して選

		治療ステップ1	治療ステップ2	治療ステップ3	治療ステップ4
長期管理薬	基本治療	ICS（低用量）	ICS（低〜中用量）	ICS（中〜高用量）	ICS（高用量）
		上記が使用できない場合，以下のいずれかを用いる	上記で不十分な場合に以下のいずれか1剤を併用	上記に下記のいずれか1剤，あるいは複数を併用	上記に下記の複数を併用
		LTRA テオフィリン徐放製剤 ※症状が稀なら必要なし	LABA （配合剤使用可*5） LAMA LTRA テオフィリン徐放製剤	LABA （配合剤使用可*5） LAMA （配合剤使用可*6） LTRA テオフィリン徐放製剤 抗IL-4Rα抗体*7,8,10	LABA（配合剤使用可） LAMA（配合剤使用可*6） LTRA テオフィリン徐放製剤 抗IgE抗体*2,7 抗IL-5抗体*7,8 抗IL-5Rα抗体*7 抗IL-4Rα抗体*7,8 経口ステロイド*3,7 気管支熱形成術*7,9
	追加治療	アレルゲン免疫療法*1（LTRA以外の抗アレルギー薬）			
増悪治療*4		SABA	SABA*5	SABA*5	SABA

図10　喘息治療ステップ

ICS：吸入ステロイド，LABA：長時間作用性β₂刺激薬，LAMA：長時間作用性抗コリン薬，LTRA：ロイコトリエン受容体拮抗薬，SABA：短時間作用性吸入β₂刺激薬

*1：ダニアレルギーで特にアレルギー性鼻炎合併例で，安定期%FEV$_1$≧70%の場合にはアレルゲン免疫療法を考慮する
*2：通年性吸入アレルゲンに対して陽性かつ血清総IgE値が30〜1500IU/mLの場合に適用となる
*3：経口ステロイドは短期間の間欠的投与を原則とする。短期間の間欠投与でもコントロールが得られない場合は必要最少量を維持量として生物学的製剤の使用を考慮する
*4：軽度増悪までの対応を示し，それ以上の増悪についてはガイドライン本文を参照
*5：ブデソニド/ホルモテロール配合剤で長期管理を行っている場合は同剤を増悪治療にも用いることができる（ガイドライン本文参照）
*6：ICS/LABA/LAMAの配合剤（トリプル製剤）
*7：LABA，LTRAなどをICSに加えてもコントロール不良の場合に用いる
*8：成人および12歳以上の小児に適応がある
*9：対象は18歳以上の重症喘息患者であり，適応患者の選定の詳細はガイドライン本文参照
*10：中用量ICSとの併用は医師によりICSを高用量に増量することが副作用などにより困難であると判断された場合に限る

（文献1より転載）

択していきます[1]。

▶いずれの治療ステップにもICSが含まれており，それに気管支拡張薬やLTRA，生物学的製剤を上乗せしていきます。

▶「治療ステップ1」では，月1回未満の軽い喘息症状で安定している場合にSABAのみで対応することがあります。月1回以上の症状がある場合には，通常は低用量のICSをコントローラーとして用います[29, 30]。『喘息予防・管理ガイドライン2021』上では，吸入薬は患者側の要因などでICSがどうしても使えない場合に限り，LTRAやSRTで代替してもよいことになっています。

表9　未治療喘息症例の症状と目安となる治療ステップ

	治療ステップ1	治療ステップ2	治療ステップ3	治療ステップ4
対象症状	（軽症間欠型相当） ・症状が週1回未満 ・症状は軽度で短い ・夜間症状は月2回未満 ・日常生活は可能	（軽症持続型相当） ・症状が週1回以上，しかし毎日ではない ・症状が週1回以上，日常生活や睡眠が妨げられる ・夜間症状は月2回以上 ・日常生活は可能だが一部制限される	（中等症持続型相当） ・症状が毎日ある ・SABAがほぼ毎日必要 ・週1回以上，日常生活や睡眠が妨げられる ・夜間症状が週1回以上 ・日常生活は可能だが多くが制限される	（重症持続型相当） ・治療下でも増悪症状が毎日ある ・夜間症状がしばしばで睡眠が妨げられる ・日常生活が困難である

SABA：短時間作用性吸入β₂刺激薬

（文献1より転載）

表10　主な喘息治療薬の薬理作用

	気管支拡張	抗炎症	リモデリング抑制	気道分泌抑制
吸入ステロイド（ICS）				
長時間作用性β₂刺激薬（LABA）				主として基礎データに基づく*1
長時間作用性抗コリン薬（LAMA）			主として基礎データに基づく	
ロイコトリエン受容体拮抗薬（LTRA）			主として基礎データに基づく	
テオフィリン徐放製剤				
抗IgE抗体製剤				
抗IL-5抗体製剤			不明	
抗IL-5α抗体製剤			不明	
抗IL-4α抗体製剤			不明	
マクロライド系抗菌薬*2		（好中球性）	不明	

・ここでは便宜的に各薬剤の治療スペクトラムの強度を「色分け（白・薄黄色・黄色）」で示す
・臨床的なエビデンスおよび直接的な薬理作用を考慮して総合的に判断した
・（　）括弧内の記載は基礎研究データに基づく
*1：気道分泌に対する影響は一概には言えないが，ムチン/水分バランス調整のほかに，β₂受容体刺激により粘液線毛輸送能が亢進されることから，総じて気道クリアランスは改善すると考えられている。気道分泌は気道粘膜下腺と気道上皮から生じ，分泌物は大きくムチンと水分・電解質に分類される。基礎研究においてβ₂受容体活性化は気道上皮のムチン産生を亢進させる。一方で，β₂刺激薬の水分・電解質分泌に対する効果としては，気道粘膜下腺に対して反応なし，一過性の分泌亢進，分泌抑制など種々の報告がある。また，気道上皮に対しても分泌亢進，上皮からの再吸収を抑制，分泌亢進/抑制両者の可能性などが指摘されている
*2：喘息はマクロライド系抗菌薬の適応疾患ではないが，好中球性炎症性気道疾患に対するクラリスロマイシンは投与できる

（文献1より転載）

▶「治療ステップ2」になりますと低～中用量ICSを基軸に，LABA，LAMA，LTRA，SRTの上乗せを検討します。

▶一般的にはICS/LABA配合剤を選択します。ICS/LABA配合剤はICS単剤に比べて，症状や肺機能を速やかに改善することが知られています。LTRAの特徴でも述べました

が，LTRAはアレルギー性鼻炎の，特に鼻閉症状や運動誘発喘息，NSAIDs過敏喘息の長期管理に有用なことがあります。

▶「治療ステップ3」では，中〜高用量ICS＋LABAが推奨されます。治療が不十分の場合にはさらにLAMAやLTRA，SRTを併用します。LAMAを併用する際にはSITTがアドヒアランスの面でも有用です。治療ステップ3では，抗IL-4Rα抗体であるデュピルマブ（デュピクセント®）が投与可能となっています。

▶一般的にはこの「治療ステップ3」でもコントロールが得られない場合に，専門医（呼吸器専門医・アレルギー専門医・喘息専門医など）に紹介することが推奨されています。

▶「治療ステップ4」では重症持続型の症状，すなわち適切な治療でも増悪症状があるような患者が含まれます。高用量ICSをベースにSITT，LTRA，SRTや各生物学的製剤が必要な状況です。

▶初期治療導入後の治療ステップアップ，ステップダウンの実例が『喘息予防・管理ガイドライン2021』で示されています（図11）[1]。中用量ICS/LABAで治療開始した症例に対し，1〜4週間で症状や肺機能を評価します。症状が残存すればステップアップし，軽快していればステップダウンを検討します。

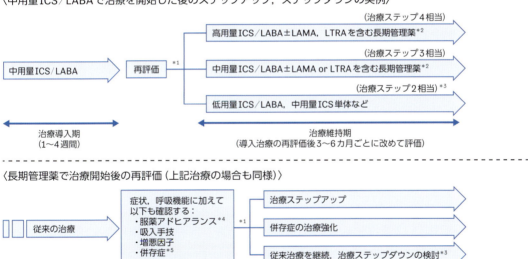

図11　中用量ICS/LABAで治療開始した後の再評価と治療戦略

＊1：ガイドライン本文を参考にする
＊2：追加する長期管理薬はLAMA，LTRAなどが検討されることが多い。アレルギー性鼻炎治療薬としてのヒスタミンH_1受容体拮抗薬，点鼻ステロイドなどは適宜検討する
＊3：ステップダウンはコントロール良好の状態が3〜6カ月間持続したら検討する。十分にコントロールされた状態が続けば治療ステップ1への変更も考慮可能である
＊4：電子デバイスなどの利用も有効である
＊5：アレルギー性鼻炎，慢性副鼻腔炎，肥満，GERD，睡眠時無呼吸症候群，さらに高齢者ではCOPD，心疾患，認知症，他疾患の治療薬の影響などを考慮して対応を検討する　　　　　　　　　　　　　　　　　　　　　（文献1より転載）

▶もちろん症状や肺機能以外にも服薬アドヒアランス，吸入手技，増悪因子や併存症の状

況も確認します。外来にて一人で診療しているとすべてを細かくカバーすることは困難ですので，できれば外来看護師や薬剤師の皆様の力を借りて，チームで診療にあたることが望ましいと考えます。

▶適切な治療ステップを踏んでも良好なコントロールが得られない症例に対しては，図12のフローチャートが有用です[1]。

・喘息の診断は正しいか
・服薬アドヒアランスが良好か・吸入手技が正しいか
・増悪因子や合併疾患は正しく管理されているか
・治療ステップによる改善が得られているか

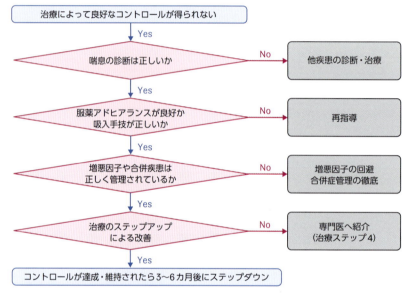

※治療ステップ3以上の治療にもかかわらずコントロール不良の場合は専門医への紹介が推奨される
図12　コントロール不良な喘息に対する長期管理の進め方　　（文献1より転載）

▶普段喘息を見慣れている専門医でも，忘れがちなこともあります。コントロール不良な患者がいる場合には，基本に立ち返ってこの図12や表11を確認するようにしています[1]。

▶また『喘息診療実践ガイドライン2024』（PGAM2024）では，通常治療でもコントロールが不良であった場合に，「treatable traits」の抽出を重視しています（図13）[2]。

▶treatable traitsとは，最適な治療を提供するために配慮すべき患者の形質・特徴と考えられています。臨床的症状の特徴だけではなく，その背景にある原因や生理学的特性，分子生物学的な病態機序など，多くの要素が考えられます。

▶喘息でもその要素の有無や組み合わせは異なり，一般的な2型炎症のほか，鼻炎，胃食道逆流症（gastroesophageal reflux disease；GERD），抑うつや感染，肥満，無呼吸，喫煙などの因子にそれぞれ適切な治療を行っていこうという考え方になります。喘息の重

表11 難治例への対応・治療でも良好なコントロールが得られない場合の評価項目

鑑別診断 (喘息の診断は正しいか)	・喘息と間違えやすい疾患が鑑別されているか？ 声帯機能不全（VCD），気管支結核や肺癌による気道狭窄，気管軟化症，気管支拡張症，COPD，心不全，反復性誤嚥，アンジオテンシン変換酵素阻害薬など薬物による咳嗽など
薬物療法の確認 (服薬アドヒアランスや吸入手技)	・吸入手技や服薬回数などの用法に誤りがないか？ ・長期管理の必要性が理解され，服薬アドヒアランスが良好か？ ・重症度やコントロール状態に応じた用量で薬剤が選択されているか？
合併症の管理	・喘息の重症化と関連する合併症の診断と治療が適切に行われているか？ 鼻炎，慢性副鼻腔炎，COPD，胃食道逆流症，好酸球性多発血管炎性肉芽腫症，アレルギー性気管支肺真菌症，睡眠時無呼吸症候群，肥満，うつ病，不安症など
増悪因子の確認と排除	・増悪させうる薬剤が服薬されていないか？ NSAIDs，β遮断薬など ・職場，学校および家庭における増悪因子は適切に回避・除去されているか？ 喫煙，ダニ・真菌・ペットなどの感作アレルゲンなど

（文献1より転載）

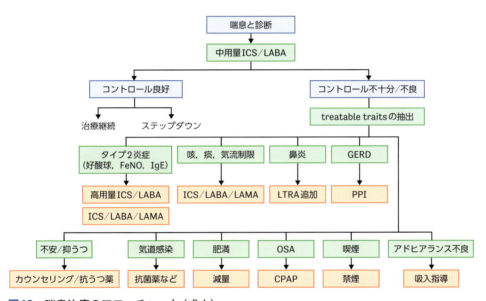

図13 喘息治療のフローチャート（成人）
※コントロールの評価は「ACT」で行う（コントロール不良：20点未満，コントロール不十分：20〜24点）
ICS：吸入ステロイド，LABA：長時間作用性β₂刺激薬，LAMA：長時間作用性抗コリン薬，LTRA：ロイコトリエン受容体拮抗薬，OSA: 睡眠時無呼吸，CPAP：持続陽圧気道圧，GERD：胃食道逆流症，PPI：プロトンポンプ阻害薬，タイプ2炎症（末梢血好酸球数≧300/μL，FeNO≧50ppb，家塵（ハウスダスト），ペットなどの特異的IgE陽性など）
（文献2より転載）

症化リスクに関わる併存症を網羅していくことは，喘息コントロールにとっても重要になります。

5. 難治性喘息

POINT! 難治性喘息をみたらバイオマーカーをもとにどの生物学的製剤が適応か必ず考えよう

▶難治性喘息とは，症状のコントロールに，
- 高用量ICS
- 気管支拡張薬（β刺激薬・抗コリン薬・テオフィリン徐放製剤）
- OCS
- 各生物学的製剤

を要する喘息，またこの治療でもコントロール不良な喘息，とされています。そして喘息の診断確定を改めて考え，他疾患を除外することが重要です。

▶また，治療困難な喘息として，
- 併存症（副鼻腔疾患・肥満・アスピリン喘息・COPDなど）の診断と治療
- 増悪因子（アレルゲン・NSAIDs・β遮断薬・タバコ煙など）からの回避や排除
- 服薬アドヒアランスや吸入手技の改善

をしっかり検討します。

▶「重症喘息」という言葉もありますが，重症喘息とは難治性喘息患者と併存症の治療への反応が不完全な患者が含まれる概念です。

▶『喘息予防・管理ガイドライン2021』では難治性喘息の治療フローチャートが示されています。まず，好酸球やFeNO, IgE値など2型炎症があるかどうかで分類し，2型炎症のある難治性喘息であれば生物学的製剤を使え，というような考え方になっています（図14）[1]。ただし，どの生物学的製剤を使用するかは現場の判断に任されています。

▶『喘息診療実践ガイドライン2024』では，2型炎症であれば生物学的製剤，と同様の記載もありますが，非2型炎症の場合にマクロライド系抗菌薬のほか，テゼペルマブも検討するような記載があります（図15）[2]。これはNAVIGATOR試験のサブグループ解析

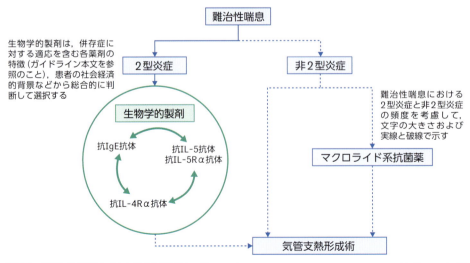

図14 難治性喘息に対する対応フローチャート （文献1より転載）

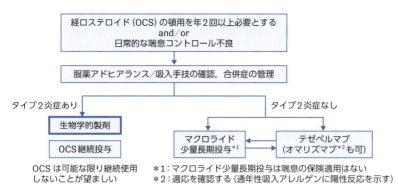

図15 重症喘息治療のフローチャート （文献2より転載）

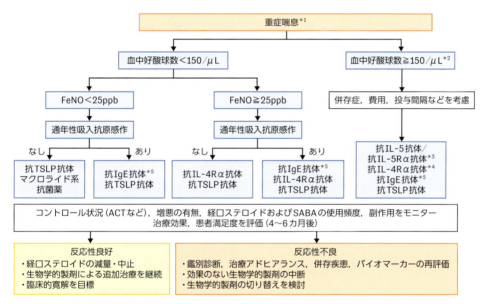

図16 コントロール不良な成人重症喘息の治療アルゴリズム
*1：以下を評価し，対応した後に「重症喘息」と診断する
　1）喘息診断の妥当性
　2）吸入手技と治療アドヒアランス
　3）増悪因子の回避（アレルゲン，刺激物，喫煙など）
　4）併存疾患の評価と治療（鼻茸を伴う慢性副鼻腔炎，EGPA，アレルギー性鼻炎など）
*2：血中好酸球数1500/μL以上の場合は，血液疾患，寄生虫感染症，その他の好酸球増加症を除外する。経口ステロイドを内服中の場合は過去の血中好酸球数も参考にする
*3：相対的に血中好酸球数高値の場合は優先的に使用を考慮する。抗IL-5抗体はEGPAに適応を有する
*4：相対的にFeNOが高値の場合や鼻茸を伴う慢性副鼻腔炎を有する場合は，優先的に使用を考慮する。アトピー性皮膚炎にも適応を有する。血中好酸球数1500/μL以上では安全性や効果は十分に検討されていない
*5：血清総IgE値が低値の場合は，安価に投与できる。重症季節性アレルギー性鼻炎，特発性の慢性蕁麻疹に適応を有する
（文献2より転載）

において，好酸球，FeNO，IgEが低値だった症例においてもプラセボと比較して増悪抑制効果を認めた，という結果（**図9**）[28)]に起因しているものと考えます。

- また，機序的にも気道上皮の直下でTSLPを抑えることにより，外的因子による増悪を抑える可能性が期待されているとも考えることができます。
- 難治性喘息/重症喘息に対する生物学的製剤の選択に関しては現場に任されていることが多いですが，『喘息診療実践ガイドライン2024』や『アレルギー総合診療のための分子標的治療の手引き』では，各種バイオマーカーや鼻疾患・皮膚疾患などの併存症で治療選択をサポートしてくれる図が紹介されています。
- 重症/難治性喘息の治療アルゴリズムは，「血中好酸球数150/μL」，「FeNO 25ppb」「通年性吸入抗原感作の有無」でわけられています（図16・17）[2, 31]。好酸球性喘息であれば各生物学的製剤が適応となり，IL-5抗体を中心とした治療選択をします。また好酸球数が低ければ，FeNOと特異的IgE検査で選びます（図16）[2]。
- また，好酸球性副鼻腔炎や鼻茸などの鼻疾患やアトピー性皮膚炎があれば，抗IL-4Rα抗体や抗IgE抗体を中心に治療を選択することが提案されています（図17B）[31]。
- 血中好酸球数と翌年の喘息増悪の関係を調べた報告があります（図18）[32]。「好酸球」が高いと翌年の喘息増悪のリスクが上がるということが示されており，さらに高ければ高いほどそのリスクが上がるとされています。このような報告からも，好酸球性喘息か否かの判断は重要になってきます。
- また近年の報告では，喘息増悪予防効果，1秒量改善効果，喘息コントロール質問票（asthma control questionnaire；ACQ）スコアの改善効果など，治療アウトカムからみた

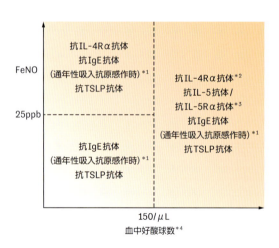
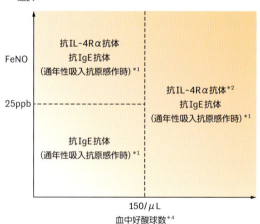

A：バイオマーカーで分類した成人重症喘息の治療選択[*1]

B：成人重症喘息と鼻疾患・皮膚疾患に重複適応を有する薬剤の治療選択[*1]

[*1]：血清総IgEが低値の場合は，安価に投与できる。重症季節性アレルギー性鼻炎，慢性特発性蕁麻疹に適応を有する
[*2]：相対的にFeNOが高値の場合や，鼻茸を伴う慢性副鼻腔炎あるいはアトピー性皮膚炎を有する場合は，優先的に使用を考慮する。血中好酸球数1500/μL以上では，安全性や効果は十分検討されていない
[*3]：相対的に血中好酸球数高値の場合は，優先的に使用を考慮する。抗IL-5抗体はEGPAに適応を有する
[*4]：血中好酸球数1500/μL以上の場合，血液疾患，寄生虫感染症，その他の好酸球増加症を除外する

図17 バイオマーカーで分類した重症喘息に対する生物学的製剤の選択と鼻疾患・皮膚疾患を有する場合の薬剤選択

（文献31より転載）

生物学的製剤の効果の特徴もあり，難治性喘息／重症喘息患者が何に困っているのかをしっかり聴取した上で治療戦略を組み立てることもあります。増悪を繰り返す場合にはテゼペルマブやデュピルマブ，1秒量の改善効果を期待したければデュピルマブ，QOLが低い場合にはメポリズマブが期待できそうです（図19）[33]。

▶ 生物学的製剤と臨床的寛解の達成を調べた研究もあります。この研究では，生物学的製剤導入前に臨床的寛解を達成していた症例は全体の14.8％であったのに対し，導入1年後では実に68.5％にまで増えたと報告されています（図20）[34]。

▶ この研究では喘息の罹病期間が5年以下，％1秒量75％以上で肺機能が保たれている

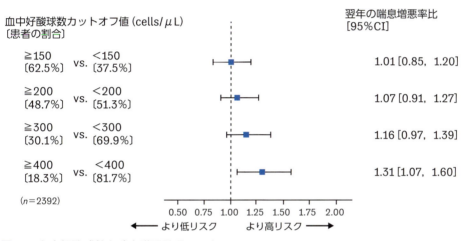

図18　血中好酸球数と喘息増悪発現リスク　　　　　　　　　　　　　　　　　　（文献32より改変）

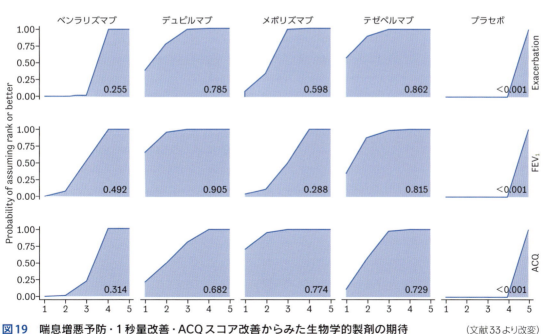

図19　喘息増悪予防・1秒量改善・ACQスコア改善からみた生物学的製剤の期待　　（文献33より改変）

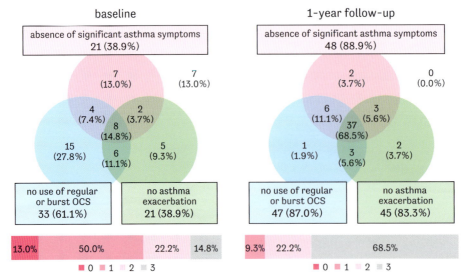

図20 生物学的製剤の使用で臨床的寛解の割合が増える　　　　　　　　　（文献34より改変）

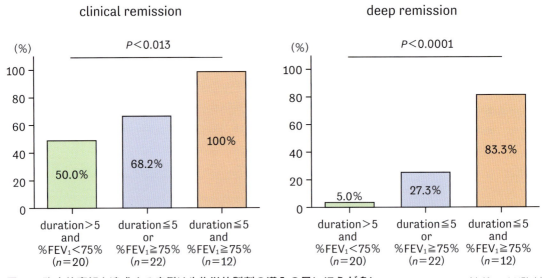

図21 臨床的寛解を達成する症例は生物学的製剤の導入の早いほうが多い　（文献34より改変）

症例においては，臨床的寛解を100％達成することが示されています（図21）[34]。すなわち生物学的製剤はなるべく発症早期，1秒量が保たれているうちに導入することが望ましいと言い換えることができます。

▶外来の主治医の先生による短い説明や診療だけでは，生物学的製剤を導入することは容易ではありません。できれば外来看護師，薬剤師，ソーシャルワーカーなど，多職種チームで喘息に対する生物学的製剤導入のメリットをお伝えし，適応のある難治性/重症喘息の症例に活かしていきたいものです。

▶私の個人的な意見ですが，喘息診療で生物学的製剤を活かすためには，次のような診療上の工夫をする必要があります。

- ・定期的に採血（好酸球・IgE含む）・肺機能・FeNOをチェックする
- ・過去まで好酸球数を振り返る
- ・ICS／LABA／LAMAが入るような症例では，一度はどの生物学的製剤が適応になるか考える
- ・症状が残存し治療をステップアップするような症例では，あらかじめ生物学的製剤の説明書きを渡して読んできて頂く
- ・医師だけでなく，看護スタッフや薬剤師・医事課やソーシャルワーカーにも介入して頂く

▶特に外来の短い診療時間では，どの生物学的製剤が目の前の喘息症例に効果があるかじっくり考える時間はありませんので，どの薬の治療効果が高そうかをカルテに記載しておくとよいと思います。

▼処方例（治療ステップ1）

- ・オルベスコ®（CIC[*1]）1日1回，1回2吸入
  ＋キプレス®1回1錠，1日1回内服，シングレア®1回1錠，1日1回内服
  ＋テオドール®（200）1回1錠，1日2回内服

▼処方例（治療ステップ2）

- ・レルベア®100（FF[*2]／VI[*3]）1日1回，1回1吸入
- ・アテキュラ®中用量（MF[*4]／IND[*5]）1日1カプセル，1吸入
  ＋スピリーバ®1日1回，1回2吸入
  ＋キプレス®1回1錠，1日1回内服，シングレア®1回1錠，1日1回内服
  ＋テオドール®（200）1回1錠，1日2回内服

▼処方例（治療ステップ3）

- ・レルベア®200（FF／VI）1日1回，1回1吸入
- ・アテキュラ®高用量（MF／IND）1日1カプセル，1吸入
- ・テリルジー®100（FF／UMEC[*6]／VI）1日1回，1回1吸入
- ・エナジア®中用量（MF／GLY[*7]／IND）1日1カプセル，1吸入
  ＋キプレス®1回1錠，1日1回内服，シングレア®1回1錠，1日1回内服
  ＋テオドール®（200）1回1錠，1日2回内服

▼処方例（治療ステップ4）

- ・テリルジー®200（FF／UMEC／VI）1日1回，1回1吸入
- ・エナジア®高用量（MF／GLY／IND）1日1カプセル，1吸入

＋キプレス®1回1錠，1日1回内服，シングレア®1回1錠，1日1回内服

＋テオドール®（200）1回1錠，1日2回内服

＋各種生物学的製剤

＊1：シクレソニド，＊2：フルチカゾンフランカルボン酸エステル，＊3：ビランテロールトリフェニル酢酸塩，＊4：モメタゾンフランカルボン酸エステル，＊5：インダカテロール酢酸塩，＊6：ウメクリジニウム臭化物，＊7：グリコピロニウム臭化物

◀文献▶

1) 日本アレルギー学会喘息ガイドライン専門部会，監：喘息予防・管理ガイドライン2021. 協和企画，2021.

2) 日本喘息学会喘息診療実践ガイドライン作成委員会：喘息診療実践ガイドライン2024. 協和企画，2024.

3) 日本呼吸器学会喘息とCOPDのオーバーラップ（Asthma and COPD Overlap：ACO）診断と治療の手引き第2版作成委員会，編：喘息とCOPDのオーバーラップ（Asthma and COPD Overlap：ACO）診断と治療の手引き 2023. 第2版. メディカルレビュー社，2024.

4) Sullivan PW, et al：J Allergy Clin Immunol. 2018；141(1)：110-6.e7.

5) Price DB, et al：J Asthma Allergy. 2018；11：193-204.

6) Matsunaga K, et al：NPJ Prim Care Respir Med. 2020；30(1)：35.

7) Greening AP, et al：Lancet. 1994；344(8917)：219-24.

8) Pauwels RA, et al：N Engl J Med. 1997；337(20)：1405-11.

9) Tamura G, et al：Allergol Int. 2005；54(4)：615-20.

10) Peters SP, et al：N Engl J Med. 2010；363(18)：1715-26.

11) Kerstjens HA, et al：N Engl J Med. 2012；367(13)：1198-207.

12) Fukumitsu K, et al：J Allergy Clin Immunol Pract. 2018；6(5)：1613-20.e2.

13) Nelson HS, et al：J Allergy Clin Immunol. 2003；112(1)：29-36.

14) Barnes PJ：Eur Respir J. 2002；19(1)：182-91.

15) Kerstjens HAM, et al：Lancet Respir Med. 2020；8(10)：1000-12.

16) Lee LA, et al：Lancet Respir Med. 2021；9(1)：69-84.

17) Kim LHY, et al：JAMA. 2021；325(24)：2466-79.

18) Price D, et al：N Engl J Med. 2011；364(18)：1695-707.

19) Rodrigo GJ, et al：Chest. 2011；139(1)：28-35.

20) Hanania NA, et al：Am J Respir Crit Care Med. 2013；187(8)：804-11.

21) Tajiri T, et al：Allergy. 2016；71(10)：1472-9.

22) Wood RA, et al：N Engl J Med. 2024；390(10)：889-99.

23) Ortega HG, et al：N Engl J Med. 2014；371(13)：1198-207.

24) Haldar P, et al：N Engl J Med. 2009；360(10)：973-84.

25) FitzGerald JM, et al：Lancet. 2016；388(10056)：2128-41.

26) Tversky J, et al：Clin Exp Allergy. 2021；51(6)：836-44.

27) Castro M, et al：N Engl J Med. 2018；378(26)：2486-96.

28) Menzies-Gow A, et al：N Engl J Med. 2021；384(19)：1800-9.

29) Pauwels RA, et al：Lancet. 2003；361(9363)：1071-6.

30) Adams NP, et al：Cochrane Database Syst Rev. 2005；2005(1)：CD002738.

31)「アレルギー総合診療のための分子標的治療の手引き」作成委員会，編：アレルギー総合診療のための分子標的治療の手引き.

第 1 版. 協和企画, 2022.

https：//www.jsaweb.jp/uploads/files/jsa_bunshi.pdf

32）Zeiger RS, et al：J Allergy Clin Immunol Pract. 2014；2(6)：741-50.

33）Nopsopon T, et al：J Allergy Clin Immunol. 2023；151(3)：747-55.

34）Oishi K, et al：J Clin Med. 2023；12(8)：2900.

執筆：田中希宇人

第3章　治療

2　喘息　増悪期の治療

1. 喘息の急性増悪の重症度評価

POINT!　喘息発作では速やかに重症度を評価せよ！

▶気管支喘息の患者において，アレルゲンへの曝露，気候の変動，感染症などにより症状の発現や増悪が認められることがあります。喘息の急性増悪のことを通称「喘息発作」と呼んでいます。症状は喘鳴，咳嗽，呼吸困難，喀痰の増加，胸部絞扼感など様々で，その症状の強さも症例ごとにまちまちです。喘息発作に出会ったときに困らないよう，重症度評価や治療戦略については押さえておきましょう。

▶喘息発作が疑われる場合，治療内容を決めるために大まかな重症度を短時間で評価することが重要です。喘息発作の重症度は「発作強度」とも言われ，主に呼吸困難の程度で判定します。他の項目は参考程度として，異なる発作強度の症状が混在する場合には強いほうで評価します（**表1**）[1]。

表1　喘息発作の発作強度と目安となる発作治療ステップ

発作強度	呼吸困難	動作	検査値の目安				発作治療ステップ
			PEF	SpO$_2$	PaO$_2$	PaCO$_2$	
喘鳴/胸苦しい	急ぐと苦しい/動くと苦しい	ほぼ普通	80%以上	96%以上	正常	45mmHg未満	発作治療ステップ1
軽度（小発作）	苦しいが横になれる	やや困難					
中等度（中発作）	苦しくて横になれない	かなり困難かろうじて歩ける	60〜80%	91〜95%	60mmHg超	45mmHg未満	発作治療ステップ2
高度（大発作）	苦しくて動けない	歩行不能会話困難	60%未満	90%以下	60mmHg以下	45mmHg以上	発作治療ステップ3
重篤	呼吸減弱チアノーゼ呼吸停止	会話不能体動不能錯乱意識障害失禁	測定不能	90%以下	60mmHg以下	45mmHg以上	発作治療ステップ4

PEF：peak expiratory flow，最大呼気流量

（文献1より改変）

2. 喘息増悪の初期の薬物治療

POINT! 喘息発作はSABAネブライザーとステロイドを基軸に

▶『喘息予防・管理ガイドライン2021』では，発作強度に基づき「発作治療ステップ」がステップ1〜4まで示されています（**表2**）[1]。治療目標が1時間以内に達成されなければ，1つ上へのステップアップをためらわずに考慮します。治療目標としては次の5つの項目が挙げられています。

① 呼吸困難の消失

② 体動・睡眠・日常生活正常

③ ピークフロー値が予測値または自己最良値の80%以上

④ SpO_2 95%以上

⑤ 平常服薬・吸入で喘息症状の悪化なし

表2 喘息の発作治療ステップ

■**発作治療ステップ1**（喘鳴・胸苦しさ・小発作）→（医師による指導の下で）自宅治療可能
○SABA吸入
○ブデソニド/ホルモテロール吸入薬追加（SMART療法施行時）

■**発作治療ステップ2**（中発作）→救急外来
○SABA吸入反復
○酸素吸入（SpO_2 95%前後を目標）
○ステロイド全身投与
○アミノフィリン点滴静注併用可
○0.1%アドレナリン（ボスミン®）皮下注使用可

●2〜4時間で反応不十分→入院を考慮
●1〜2時間で反応なし→入院を考慮
入院治療：高度喘息症状として発作治療ステップ3を施行

■**発作治療ステップ3**（大発作）→救急外来
○SABA吸入反復
○酸素吸入（SpO_2 95%前後を目標）
○ステロイド全身投与
○アミノフィリン点滴静注（持続）
○0.1%アドレナリン（ボスミン®）皮下注使用可
○SAMA吸入併用可

●1時間以内に反応なし→入院
●悪化すれば発作治療ステップ4へ

■**発作治療ステップ4**（重篤）→直ちに入院/ICU管理
○上記治療継続
○症状・呼吸機能悪化で挿管
○酸素吸入にもかかわらずPaO_2 50mmHg以下および/または意識障害を伴う急激な$PaCO_2$の上昇，人工呼吸，気管支洗浄を考慮
○全身麻酔（イソフルラン・セボフルランなどによる）を考慮

SABA：short-acting β_2-agonist, 短時間作用性β_2刺激薬，SAMA：short-acting muscarinic antagonist, 短時間作用性抗コリン薬 　　　　　　　　（文献1より作成）

(1) 短時間作用性β₂刺激薬(SABA)

▶短時間作用性β₂刺激薬(short-acting β₂ agonist；SABA)は「サバ」と呼ばれ，気管支平滑筋のβ₂受容体を刺激し，細胞内のサイクリックAMP(cAMP)を増加させて気管支平滑筋を弛緩させる作用があります。

▶発作で気道狭窄が生じますと吸気時間が減少するために酸素投与やSABAが気道に行きわたらず，気道狭窄や喘鳴が改善しないことがあります。そのため酸素投与を行いながらネブライザーを用いて時間をかけてβ₂刺激薬を吸入することが『喘息予防・管理ガイドライン2021』でも推奨されています。

▶β₂刺激薬吸入中に動悸・頻脈性不整脈・手指振戦などのβ刺激の副作用が認められる場合にはネブライザーを中止します。明らかな副作用がなく，症状や酸素化の改善を認める場合には繰り返し投与することは問題ありません。

▶加圧噴霧式定量吸入器(pressurized metered-dose inhaler；pMDI)を使用する場合には1～2吸入，20分ごとに2回まで反復投与可能とし，ネブライザーを使用する場合には20～30分ごとに反復投与可能とされています。個人的には2回まで反復投与しても改善が得られない場合には，全身性ステロイドを投与しつつ入院を考慮しています。

▶SABAの使用は交感神経の活性化から頻脈や振戦，乳酸アシドーシスを起こすことが知られています。特にSABAの頻回使用で発作性心房細動を引き起こしたケースも経験されますので，高齢者や心疾患の既往のある方はモニタリングが重要な場面があります。

▼処方例

・メプチンエアー® 2吸入，20分ごとに2回まで
・サルタノール®インヘラー 2吸入，20分ごとに2回まで
・ベネトリン® 0.3mL＋生理食塩水5mLネブライザー吸入，20分ごとに2回まで

---

(2) 全身性ステロイド

▶喘息発作に対する抗炎症作用として，全身性ステロイドが使用されます。NSAIDs過敏喘息(アスピリン喘息, aspirin-exacerbated respiratory disease；AERD)の可能性がわからない場合には，安全性が高い薬剤としてベタメタゾンあるいはデキサメタゾンを選択します。

▶ベタメタゾン4～8mgまたはデキサメタゾン6.6～9.9mgを必要に応じて6時間ごとに点滴静注します。他のステロイドはむしろ増悪を誘発することがありますので，特に初診の喘息発作の場合には避けています。

▶ステロイドの抗炎症効果により，気道狭窄・気道浮腫が改善するまでに4時間程度の時間がかかります。そのためSABAのネブライザーや，同時にテオフィリン製剤との併用をして粘りながらステロイドの効果を待ちます。

▶NSAIDs過敏喘息の可能性がないことがわかっている場合には，ヒドロコルチゾン200～500mg，メチルプレドニゾロン40～125mgを点滴静注することもあります。以降ヒドロコルチゾン100～200mgまたはメチルプレドニゾロン40～80mgを必要に応じ

て4～6時間ごとに投与します。内服ができる場合にはプレドニゾロン0.5mg/kg/日程度の中用量ステロイドを経口投与に移行することもあります。

▶慢性閉塞性肺疾患（chronic obstructive pulmonary disease；COPD）急性増悪と喘息発作の鑑別が困難である場合には，COPDの急性増悪のステロイド用量ですと喘息増悪が本態であった場合にステロイド用量が不足してしまうことがあります。原因がはっきりするまでは喘息発作の用量で慎重に経過をみていることが，臨床の現場では多いような気がします。

▼処方例

- ・リンデロン®8mg＋生理食塩水100mL（2時間かけて点滴静注），6時間ごと
- ・ソル・メドロール®125mg＋生理食塩水100mL（2時間かけて点滴静注），以降80mgを6時間ごと
- ・プレドニン®40mg 1日1回内服

NSAIDs過敏喘息（アスピリン喘息）に対する治療

　NSAIDs過敏喘息は，シクロオキシゲナーゼ（COX）-1阻害作用を持つNSAIDsにより強い気道症状を呈する非アレルギー性の過敏症のことです（1章1参照）。選択的COX-2阻害薬は比較的安全に使用できるとされています。臨床像として鼻茸を伴う好酸球性副鼻腔炎を高率で合併し，嗅覚低下を生じやすいことが知られています。

　NSAIDs過敏喘息症例の喘息発作時は，発作治療として使用する全身性ステロイドの「急速な」点滴静注で高い確率で悪化します。コハク酸エステル構造に過敏なNSAIDs過敏喘息では，特にコハク酸エステル型ステロイド（ソル・コーテフ®，ソル・メドロール®，水溶性プレドニン®など）の急速静注で重篤な喘息発作や致死的発作を生じやすいとされています。またリン酸エステル型ステロイド製剤（ハイドロコートン®，リンデロン®，デカドロン®など）でも添加物が含まれており，急速投与は安全ではありません。全身性ステロイドは効果発現までに数時間かかりますので，慌てずに1～2時間以上かけて緩徐に点滴しましょう。

　NSAIDsによる誘発症状は急激に悪化するため，迅速な対応が求められます。急性期治療として0.1％アドレナリン（ボスミン®）皮下注をためらわずに行う必要があります。

（3）0.1％アドレナリン

▶0.1％アドレナリン（ボスミン®）0.1～0.3mL皮下注は，交感神経β_2受容体に作用して気管支平滑筋を弛緩させるため治療ステップ2～4で使用可能とされています。20～30分間隔で反復投与可能ですが，頻脈や血圧上昇，頻脈性不整脈を認めることがあり，原則として脈拍数130回/分以下を保つように血圧や心電図モニターで慎重に管理していきます。虚血性心疾患，緑内障（開放隅角緑内障は投与可能），甲状腺機能亢進症では禁

忌ですが，実際にはゆっくり確認している時間的な余裕がないことが多いです。

> **▼処方例**
> ・ボスミン® 0.1mL皮下注，20分ごとに繰り返し可

(4) テオフィリン製剤

▶ テオフィリン製剤は，ホスホジエステラーゼ（PDE）阻害による細胞内cAMP増加，アデノシン受容体の拮抗，細胞内カルシウムの調節による気管支拡張作用があります（図1）[2]。

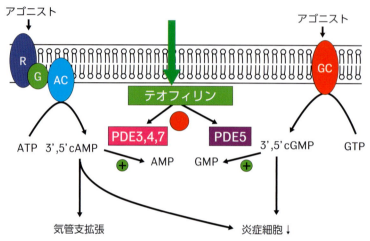

図1　テオフィリンの作用機序
R：receptor，Gs：stimulatory G-protein，AC：adenylyl cyclase，GC：guanylyl cyclase，PDE：phosphodiesterase，cAMP：cyclic adenosine monophosphate，ATP：adenosine triphosphate，cGMP：cyclic guanosine monophosphate，GTP：guanosine triphosphate
（文献2より改変）

▶ もともと長期管理薬としてテオフィリン製剤（通常400mg／日）を内服している場合には，平均血中濃度が約10μg／mL程度であると考えます。1時間でアミノフィリン250mgを点滴静注すると，血中濃度は約8μg／mL上昇する[3]との報告がありますので，点滴後にテオフィリン中毒（血中濃度20μg／mL以上）になる可能性は常に注意します。そのためテオフィリン製剤を内服中の症例が発作を起こした場合には，通常の半量であるアミノフィリン125mgまででいったん中止して，動悸や悪心などの副作用がないかどうか確認します。そのような症状を認めた場合には速やかに中止します。

▶ 初回投与後の持続点滴はアミノフィリン125～250mgを6時間程度で点滴し，血中テオフィリン濃度が8～20μg／mLになるように血中濃度をモニターして，中毒症状の発現で中止します。

> **▼処方例**
> ・ネオフィリン® 6mg／kg＋生理食塩水250mL（半量は15分，残り半量は45分かけて投与）

> **テオフィリン中毒**
>
> 　テオフィリンの血中濃度が20μg/mL以上のときに悪心・腹痛・下痢・頻脈などの症状を認めることがあります。重篤になると痙攣や心室性不整脈に至りますので，適宜血中濃度を測定し，テオフィリン過量投与には十分注意します。治療は活性炭投与や血液透析となります。

(5) 短時間作用性抗コリン薬（SAMA）

▶β_2刺激薬との併用による臨床効果を考慮し，追加投与を検討してもよいとされています。短時間作用性抗コリン薬（short-acting muscarinic antagonist；SAMA）であるイプラトロピウム（アトロベント®）は気管支拡張作用としては弱く，効果が発現するまで60〜90分かかるため，β_2刺激薬で効果が薄い場合に検討されることが一般的です。イプラトロピウムとβ_2刺激薬の併用で，救急外来における重症喘息発作での入院率が減少したという報告[4]があります。

(6) マグネシウム

▶マグネシウム製剤はカルシウムの拮抗作用があり，気管支平滑筋の弛緩作用があるとされています。重症喘息発作や初期治療で効果が不十分な場合にはマグネシウム2gを20分以上かけて点滴静注することが考慮され，喘息による入院頻度を減少させるという報告[5]があります。

▼処方例

> ・硫酸マグネシウム2g＋生理食塩水100mL（20分かけて点滴静注）

3. 喘息増悪の非薬物治療

POINT! SpO$_2$ 90%以上を保つように酸素投与を

(1) 酸素療法

▶喘息発作の状態でSpO$_2$低下が認められた場合には，急いで酸素投与を開始します。頻回の呼吸でかろうじてSpO$_2$ 95%以上の酸素化を保っている場合がありますので，呼吸数や全身状態を観察して酸素投与を開始します。

▶呼吸状態を観察し，頻呼吸でSpO$_2$が保たれている場合には鼻カニュラ1L/分程度の酸素投与を行い，可能であればSpO$_2$モニターとともに動脈血液ガス分析で状態を確認します。

▶診察時にSpO$_2$＜90%の場合には90%以上が保たれるように酸素投与量を順次漸増します。発作時に気道狭窄が生じると吸気時間が減少するため，酸素投与やSABAが気道に行きわたらず気道狭窄や喘鳴が改善しないことがあります。そのため酸素投与を行いながらネブライザーで時間をかけてβ_2刺激薬を吸入することが推奨されています。

▶重喫煙歴がありCOPDの合併が疑われる場合にはCO_2ナルコーシスに注意しますが，もちろん低酸素血症の是正が最優先となります．必要な酸素投与でCO_2が貯留したり呼吸性アシドーシスが進行したりする場合には，人工呼吸管理に速やかに移行します．

(2) 間欠的陽圧換気 (IPPV)

▶気管挿管／人工呼吸管理，いわゆる間欠的陽圧換気 (intermittent positive pressure ventilation；IPPV) が必要な状況として，以下のようなものが挙げられます．

① 高度の換気障害，心停止，呼吸停止

② 明らかな呼吸筋の疲弊が認められる

③ リザーバーマスクやハイフローセラピーで酸素を最大限投与しても，PaO_2が50mmHg未満

④ $PaCO_2$貯留や意識障害を伴う

▶人工呼吸器の設定は従量式とし，吸入酸素濃度 (FiO_2) 100％，1回換気量5〜8mL/kg，吸気呼気比を1：3以上として，閉塞性換気障害に合わせて呼気相を長めにとります．ゆっくり息を吐かせるために呼吸数は低めに設定します．

▶気道内圧は最大50cmH_2O未満，平均20〜25cmH_2O未満に保ち，目標PaO_2を80mmHg前後にFiO_2を調整します．喘息発作が改善傾向に向かうまでPaO_2を維持することと圧外傷を防止することを優先させ，ある程度の$PaCO_2$高値は許容します．

▶喘息発作時の従量式人工呼吸管理では，気道狭窄のために吸気圧がオーバーシュートし最高気道内圧の増加がみられることがあります．従量式人工呼吸管理が困難な場合には，換気量をみながら従圧式人工呼吸管理を試みます．

▶気管挿管／人工呼吸管理後は薬物治療を継続しますが，薬物治療に抵抗性の場合には強力な気管支拡張作用のあるイソフルラン・セボフルランなどを用いた全身麻酔も有効[6,7]です．筆者も重篤な喘息の急性増悪に対して，セボフルランによる吸入麻酔で加療し救命しえた症例を経験したことがあります．

▶上記の治療でも換気が保たれない場合には，体外式膜型人工肺 (extracorporeal membrane oxygenation；ECMO) を検討します．ECMOは使用可能な施設が限られますが，治療抵抗性のアシドーシスや低酸素血症を速やかに改善し，過度な陽圧換気による合併症の発生を軽減できる可能性があります．意識状態が正常化し，補助呼吸なしの自発呼吸となれば速やかに離脱します．

(3) 非侵襲的陽圧換気 (NPPV)

▶重篤な喘息の急性増悪に対しては気管挿管／人工呼吸管理が第一選択とされていますが，速やかに挿管管理ができないような体制の場合には非侵襲的陽圧換気 (non invasive positive pressure ventilation；NPPV) を考慮します．

▶日本呼吸器学会の『NPPVガイドライン』ではNPPVの導入基準として，以下のようなものが提示されています．

① β_2刺激薬で改善が乏しい呼吸困難

② 著明な努力呼吸

③明らかな呼吸筋疲労

④PaCO$_2$上昇（45mmHg以上）

▶ただし呼吸停止・意識障害・気道分泌物が著明な場合にはNPPVを使用することができません。もちろんNPPV管理に固執せず，速やかにIPPVに移行できる体制が大事です。NPPV導入に関しては，COPDの急性増悪に準じた対応としてS/Tモード，吸気気道陽圧（inspiratory positive airway pressure；IPAP）8cmH$_2$O，呼気気道陽圧（expiratory positive airway pressure；EPAP）4cmH$_2$OでSpO$_2$が保たれるようにFiO$_2$を設定します。

4. 入院の適応

POINT! 速やかに症状改善が得られなければ入院を！

▶治療開始から数時間以内に症状の改善が認められない患者に対しては，入院加療を考慮します（**表3**）。特に重篤な症状を呈している場合には，集中治療管理ができるICUや，ICUに準じた病床に入院させ治療を継続します（**表4**）。

表3　喘息増悪に対する入院治療の適応

・中等度発作（発作治療ステップ2）で2〜4時間の治療で反応不十分あるいは1〜2時間の治療で反応がない
・高度発作（発作治療ステップ3）で1時間以内に治療に反応がない
・入院を必要とした重症喘息発作の既往がある
・長時間（数日間〜1週間）にわたり増悪症状が続いている
・肺炎・無気肺・気胸などの合併症がある
・精神障害が認められる場合や意思疎通が不十分と認められる
・交通などの問題で医療機関を受診することが困難と認められる

表4　喘息増悪に対するICU管理の適応

・重篤発作または発作治療ステップ4へのステップアップを要する
・救急室での初期治療で反応がない
・混迷・もうろう状態など呼吸停止や意識喪失などの危険を示す症状がある
・高度の呼吸不全を呈し，呼吸停止の可能性が危惧される状態

5. 回復後の管理

POINT! 喘息悪化の原因，服薬アドヒアランスの確認と専門医受診を

▶外来にて治療により自覚症状および気道狭窄が改善して，症状が1時間安定を維持していれば帰宅可能と考えます。気道狭窄の改善とは，％PEF〔（PEF測定値/PEF予測値または自己最良値）×100〕が予測値または自己最良値の80％以上を目安としていることが多いですが，状態が不安定な際には肺機能検査は行えませんので，あくまで目安ととらえます。

▶帰宅時に確認すべき4つのポイントとして，以下が挙げられます。

① 発作の原因を確認する。特に喫煙者では強く禁煙を指導する

② 長期管理薬が適切に使用されていたか，アドヒアランス・吸入手技等を確認して継続するよう促す

③ 3〜5日分の短期間の発作治療薬としてSABA吸入と経口ステロイドを処方する

④ かかりつけ医または呼吸器内科・アレルギー内科を早めに受診するよう説明する

▶特に，喘息の急性増悪に対する全身性ステロイドは再発作や入院を減らす[8]ことがわかっています。発作治療ステップ2以上の場合には，内服のプレドニゾロン中用量を5〜7日間分ほど処方するのを忘れないようにしましょう。

▶喘息コントロールを良好に保つことは喘息の重症化を抑える意味でも重要です。特に全身性ステロイドを必要とする中等度以上の増悪により，気流制限が進行することが知られています。重症化の危険因子としては，以下がガイドラインでも示されています。

① コントロール不良な喘息症状

② 不適切な喘息治療

③ 高度な気流制限（予測値に対する1秒量60%未満）

④ 全身性ステロイドによる治療を要する増悪

⑤ ステロイド治療にもかかわらず残存する気道炎症〔喀痰好酸球増加，呼気中一酸化窒素濃度（FeNO）上昇など〕

⑥ 喫煙

⑦ 増悪因子（職場・学校・家庭におけるダニ・真菌・ペットなどの感作アレルゲンなど）

⑧ 合併症（肥満・鼻炎・副鼻腔炎・COPD・気管支拡張症・うつ病・不安症など）

⑨ 小児期の発育障害・喘息・感染症などによる呼吸機能の成長障害

⑩ 遺伝的背景

▶持続型喘息症例に対し，吸入ステロイド（inhaled corticosteroid；ICS）の定期的な使用による増悪頻度減少や気流制限の進行抑制[9]が示されていますので，吸入指導やアドヒアランスの確認は欠かさず行います。

◀文献▶

1) 日本アレルギー学会喘息ガイドライン専門部会，監：喘息予防・管理ガイドライン2021. 協和企画，2021.

2) Barnes PJ：Pharmaceuticals (Basel). 2010；3(3)：725-47.

3) Kato M, et al：Drugs Exp Clin Res. 2001；27(2)：83-8.

4) Rodrigo GJ, et al：Chest. 2002；121(6)：1977-87.

5) Goodacre S, et al：Lancet Respir Med. 2013；1(4)：293-300.

6) Mutlu GM, et al：Crit Care Med. 2002；30(2)：477-80.

7) Shankar V, et al：Intensive Care Med. 2006；32(6)：927-33.

8) Rowe BH, et al：Cochrane Database Syst Rev. 2007；(3)：CD000195.

9) Pauwels RA, et al：N Engl J Med. 1997；337(20)：1405-11.

執筆：田中希宇人

コラム	喘息・COPDの吸入薬

吸入デバイス

▶現在一般的に使用されているものに「加圧噴霧式定量吸入器（pressurized metered-dose inhaler；pMDI）」と「ドライパウダー吸入器（dry powder inhaler；DPI）」があります。それぞれ特徴があります（**表1**）。

表1　吸入デバイスの特徴

	加圧噴霧式定量吸入器（pMDI）	ドライパウダー吸入器（DPI）
吸入方法	・スプレー ・吸入前に容器を振る。空打ちあり ・ゆっくり吸入と同時に1プッシュ ・5秒息を止める ・終了後のうがいは5回	・粉 ・吸入前に容器を振らなくてよい ・勢いよく吸入，5秒息を止める ・終了後のうがいは5回
粒子径	・粒子径が比較的小さい ・末梢気道まで薬が到達し，中枢気道が保たれている場合には，呼吸困難が改善する	・粒子径が比較的大きい ・比較的中枢気道に効果が高い
残量	・カウンターがついていないデバイスもあり，残量がわかりづらい	・カウンターがついており，残量がわかりやすい
その他	・スペーサーの使用で吸入補助可能	・副作用として嗄声，口腔カンジダが多い

(筆者作成)

▶pMDIは一般的に粒子径が比較的小さく，末梢気道まで薬が到達すると言われています。薬の噴射，すなわちプッシュのタイミングで吸うことができるか，という問題がありますので，アドヒアランスとしてはタイミング不良に気をつける必要があります。

▶吸入速度は3秒ほどかけてゆっくり吸入します。速く吸いすぎると口腔内に薬効成分が付着し，肺内到達率が低下するという報告があります[1]。

▶吸入方法には吸入口をくわえて吸うクローズドマウス法と，口の前に吸入口を近づけて吸うオープンマウス法の2種類があり，正しく行えば効果に差はありません[2]。

▶DPIは粉の製剤であり，粒子径が比較的大きく，中枢気道に近い比較的太い気管支に効果が高いことが知られています。また粉なので，咽頭・喉頭に薬，特に吸入ステロイドが張りつくことがあり，副作用として嗄声や口腔カンジダを認めることもあります。DPIは勢いよく吸うことができるか，吸気流速不足がクリアできるかどうかがポイントです。

◀**文献**▶
1)　川上憲司：呼吸．1995；14（1）：42-7.
2)　Chhabra SK：J Asthma．1994；31（2）：123-5.

執筆：田中希宇人

第3章　治療

3 COPD　安定期の治療

1. COPDの管理目標

POINT!　現状改善，将来リスク低減とともに死亡率減少を考えよう！

▶慢性閉塞性肺疾患（chronic obstructive pulmonary disease；COPD）では気流閉塞による労作時呼吸困難や咳・痰などの慢性的な呼吸器症状のため，QOLや運動耐容能，身体活動性が低下します。しかもCOPDは進行性の疾患で，長期管理が必要となりますので，管理目標をしっかり立てて診療にあたることが重要です。

▶『COPD診断と治療のためのガイドライン2022』（以下，ガイドライン）では**表1**のように定められています[1]。現状の改善として，「症状およびQOLの改善」「運動耐容能と身体活動性の向上および維持」，将来リスクの低減として「増悪の予防」「疾患進行の抑制および健康寿命の延長」が掲げられています。

表1　COPDの管理目標

Ⅰ．現状の改善*
　①症状およびQOLの改善
　②運動耐容能と身体活動性の向上および維持
Ⅱ．将来リスクの低減*
　①増悪の予防
　②疾患進行の抑制および健康寿命の延長

＊：現状および将来リスクに影響を及ぼす全身併存症および肺合併症の診断・評価・治療と発症の抑制も並行する　（文献1より転載）

▶また，2023年に提唱された「健康日本21（第三次）」では，COPDの死亡率を減少させることが目標として定められています。具体的には早期発見・治療，増悪抑制等の対策を講じることで，人口10万人当たり10.0人と設定されました。2022年の時点では13.3人／10万人であり，早期受診の促進や専門医による診断率の向上と適切な治療介入が重要と考えられています（**図1**）[2]。

▶この管理目標を達成するために，またCOPD死亡率を減少するために，タバコなどの原因物質や危険因子の特定と曝露からの回避を基本としつつ，病態や重症度をしっかり評価して適切な薬物療法と非薬物療法の2方面から治療を組み立てていきます（**図2・3**）[1]。

▶またグローバルのGlobal Initiative for Chronic Obstructive Lung Disease（GOLD）では，症状とCOPD増悪歴から「ABE分類」が提唱されています（**図4**）[3]。以前のGOLDでは，COPDは増悪頻度と症状の程度からABCDの4グループに分類されていました。GOLD2023からはこの4つのうち，増悪頻度が中等度の増悪歴が2回以上または入院を要する増悪歴が1回以上ある場合（従来のグループC・グループD）は，症状の程度

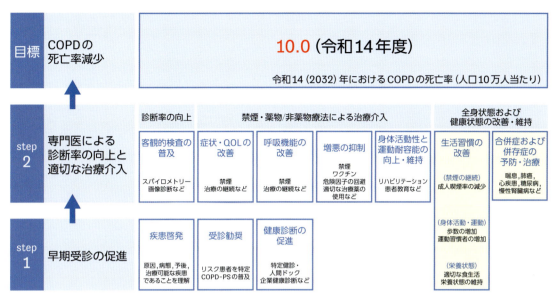

図1 COPD死亡率減少に向けた実行モデル　　　　　　　　　　　　　　　　　　　　　　　　（文献2より転載）

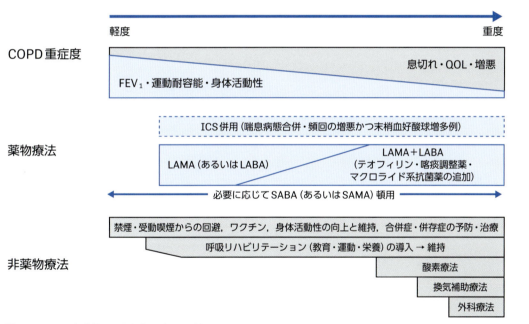

図2 COPD安定期の重症度に応じた管理　　　　　　　　　　　　　　　　　　　　　　　　（文献1より転載）

（mMRC, CATスコア）にかかわらず「グループE」に分類されます。症状の程度で治療戦略が変わってきますので，mMRC（2章2，表1参照）やCATスコアはCOPD症例から適宜聴取できるようにできる体制づくりが大切です。

▶気流閉塞の程度が軽度でも，症状が強い場合や増悪を経験するような症例では治療強度が上がることになります（図5）。増悪頻度が少なく症状が強い「グループB」では，気管支拡張薬の単剤治療から長時間作用性β_2刺激薬（long-acting β_2-agonist；LABA）/長

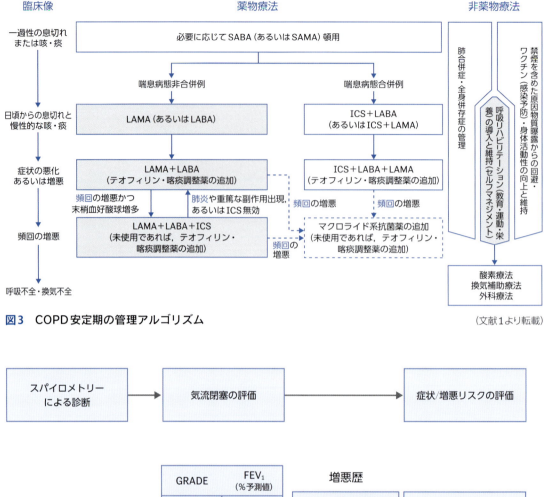

図3 COPD安定期の管理アルゴリズム　　　　　　　　　　　　　　　　　　　　　　（文献1より転載）

図4 GOLDが提唱するCOPDの重症度分類（ABE分類）

時間作用性抗コリン薬（long-acting muscarinic antagonist；LAMA）併用療法が望ましいとされました。

▶新しい「グループE」でも増悪抑制を期待してLABA/LAMA併用療法が最初から求められています。特に血中好酸球数が300/μL以上の場合にLABA/LAMA併用療法に吸入ステロイド（inhaled corticosteroid；ICS）を追加する3剤併用が考慮されます。

▶増悪頻度が少なく症状も軽い「グループA」では短時間作用型だけではなく、長時間作用型でもよいとされています。現在は短時間作用性β2刺激薬（short-acting β2-agonist；SABA）や短時間作用性抗コリン薬（short-acting muscarinic antagonist；SAMA）のみで経過をみるよりは、LABAやLAMAで管理するほうが主流に思います。GOLDでは吸入デバイスについても、なるべく単一の吸入デバイスを用いるほうが、複数の吸入デバイスよりも利便性や効果の面から有用であることが示されています。

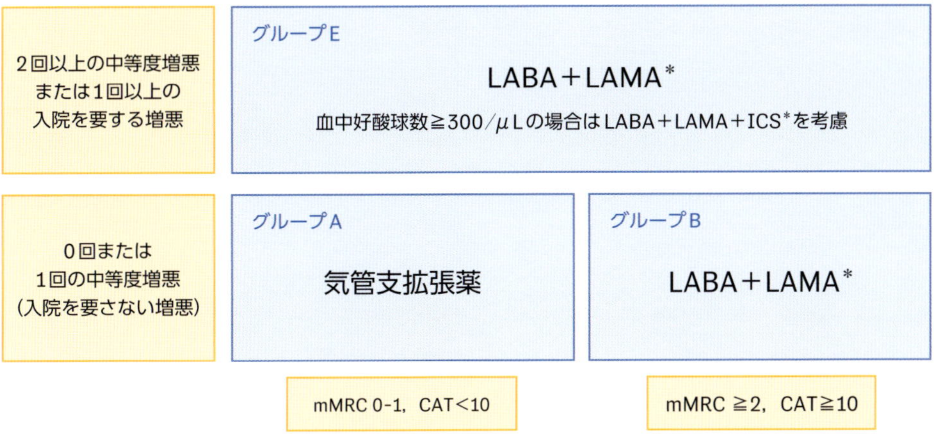

2回以上の中等度増悪 または1回以上の 入院を要する増悪	**グループE** **LABA＋LAMA**＊ 血中好酸球数≧300/μLの場合はLABA＋LAMA＋ICS＊を考慮	
0回または 1回の中等度増悪 （入院を要さない増悪）	**グループA** **気管支拡張薬**	**グループB** **LABA＋LAMA**＊
	mMRC 0-1，CAT<10	mMRC ≧2，CAT≧10

図5　GOLDが提唱するCOPDの初期治療
＊：単一の吸入器のほうが複数の吸入器による治療よりも利便性および効果が高い可能性がある

2. COPD安定期の薬物治療

POINT!　COPD安定期は気管支拡張をメインに組み立てよう！

▶薬物療法の中心は吸入療法になります。症例ごとに適切な吸入手技や継続可能と考えられる薬剤・デバイスを選んでいきます（**表2**）。

▶薬物療法の治療介入により、COPDの疾患進行を抑え、生命予後の改善が期待できます。特に気管支拡張薬により気管支平滑筋を弛緩させることにより、気道抵抗を低下させ、肺過膨張の改善が得られることで運動耐容能が向上します[4, 5]。

▶治療効果の目安は1秒量の改善が一般的ですが、1秒量の低下が軽微でも気管支拡張薬の効果が得られていることが多いです[6]。

▶気管支拡張薬にはβ2刺激薬・抗コリン薬・メチルキサンチン（テオフィリン）の3系統があり、それぞれ作用機序が異なります。

▶β2刺激薬は気管支平滑筋細胞膜上のβ2受容体を刺激させ、アデニル酸シクラーゼ活性化を経て、細胞内サイクリックAMP（cAMP）増加からプロテインキナーゼAの活性化を介して気道平滑筋を弛緩させます。

▶抗コリン薬はムスカリンM3受容体に拮抗し、迷走神経由来のアセチルコリンによる気道平滑筋収縮を抑制します。

表2 COPD管理に使用する薬剤[*1]

薬品名	吸入 (μg) (1回量)	ネブライザー液 (mg/mL)	経口	注射 (mg)	貼付 (mg)	作用持続時間 (時間)
1. 気管支拡張薬						
抗コリン薬						
●短時間作用性 (SAMA)						
臭化イプラトロピウム	20 (MDI)					6〜8
臭化オキシトロピウム[*2]	100 (MDI)					7〜9
●長時間作用性 (LAMA)						
チオトロピウム	18 (DPI)；5 (SMI)[*5]					24以上
グリコピロニウム	50 (DPI)					24以上
アクリジニウム	400 (DPI)					12以上
ウメクリジニウム	62.5 (DPI)					24以上
β₂刺激薬						
●短時間作用性 (SABA)						
サルブタモール	100 (MDI)	5	2mg			4〜6
テルブタリン			2mg	0.2		4〜6
プロカテロール	5〜10 (MDI)，10 (DPI)	0.1	25〜50μg			8〜10
ツロブテロール			1mg			8〜12
フェノテロール	100 (MDI)		2.5mg			8
●長時間作用性 (LABA)						
サルメテロール	25〜50 (DPI)					12以上
ホルモテロール	9 (DPI)					12以上
インダカテロール	150 (DPI)					24以上
ツロブテロール (貼付)					0.5〜2	24
メチルキサンチン						
アミノフィリン				250		変動，最長24
テオフィリン (徐放薬)			50〜400mg			変動，最長24
2. ステロイド (グルココルチコイド)						
局所投与 (吸入)[*3]						
ベクロメタゾン	50〜100 (MDI)					
フルチカゾン (プロピオン酸エステル)	50〜200 (DPI)；50〜100 (MDI)					
ブデソニド	100〜200 (DPI)					
シクレソニド	50〜200 (MDI)					
モメタゾン	100，200 (DPI)					
フルチカゾン (フランカルボン酸エステル)	100，200 (DPI)					
全身投与 (経口，注射)[*4]						
プレドニゾロン			5mg			
メチルプレドニゾロン			2〜4mg	40〜125		
3. 長時間作用性β₂刺激薬/吸入ステロイド配合薬 (LABA/ICS)						
サルメテロール/フルチカゾン (プロピオン酸エステル)	50/250 (DPI)；25/125 (MDI)					
ホルモテロール/ブデソニド	4.5/160 (DPI)					
ビランテロール/フルチカゾン (フランカルボン酸エステル)	40/100 (DPI)					

薬品名	吸入 (μg) (1回量)	ネブライザー液 (mg/mL)	経口	注射 (mg)	貼付 (mg)	作用持続時間 (時間)
4. 長時間作用性抗コリン薬/長時間作用性β₂刺激薬配合薬 (LABA/LAMA)						
グリコピロニウム/インダカテロール	50/110 (DPI)					
ウメクリジニウム/ビランテロール	62.5/25 (DPI)					
チオトロピウム/オロダテロール	5/5 (SMI) *5					
グリコピロニウム/ホルモテロール	14.4/9.6 (MDI)					
5. 長時間作用性抗コリン薬/長時間作用性β₂刺激薬/吸入ステロイド配合薬 (LABA/LAMA/ICS)						
ウメクリジニウム/ビランテロール/フルチカゾン (フランカルボン酸エステル)	62.5/25/100, 62.5/25/200					
グリコピロニウム/ホルモテロール/ブデソニド	14.4/9.6/320					
6. 喀痰調整薬						
ブロムヘキシン		2	4mg	4		
カルボシステイン			250〜500mg			
フドステイン			200mg			
アンブロキソール			15mg			
アセチルシステイン		200				

MDI：定量噴霧式吸入器，DPI：ドライパウダー定量吸入器，SMI：ソフトミスト定量吸入器

＊1：マクロライド系抗菌薬はわが国ではCOPDに保険適用がなく，本表には記載していない（文献1第Ⅲ章-C-2-d. マクロライド系抗菌薬を参照）

＊2：現在製造中止

＊3：ICSに関してはCOPD適応外であるが，参考のため現行の剤型を記載

＊4：増悪時の使用が原則

＊5：1吸入はチオトロピウム2.5μg（/オロダテロール2.5μg）。1回2吸入する　　　　　　　　　　　（文献1より転載）

▶メチルキサンチンは，ホスホジエステラーゼ（phosphodiesterase；PDE）阻害やアデノシン拮抗などの複数の経路から気管支拡張作用が得られます。

▶軽症COPDでは症状軽減目的での短時間作用性気管支拡張薬（short-acting bronchodilators；SABDs）が推奨されます。気流閉塞が中等度の症例では，長時間作用性気管支拡張薬（long-acting bronchodilators；LABDs）の定期使用とSABDsの併用が一般的です。

（1）LAMA

▶LAMAには，次の4種類があります。

- チオトロピウム（スピリーバ®）
- グリコピロニウム（シーブリ®）
- ウメクリジニウム（エンクラッセ®）
- アクリジニウム（エクリラ®）

▶LAMAは1秒量の改善や肺容量減少効果などの呼吸機能改善が得られ，症状やQOLを改善させ運動耐容能を向上させますので，COPD長期管理の第一選択薬となります。

▶チオトロピウムは有名なUPLIFT試験により1秒量の経年低下を抑制しました[7~9]。

▶吸入薬としてのLAMAは体内への吸収率が低いため，通常使用している範囲内では副作用はほとんど問題になりません[10]。抗コリンですので，閉塞隅角緑内障では禁忌となりますが，開放隅角緑内障では問題ありません。また高度の前立腺肥大症例では排尿困難症状の悪化が懸念されることがありますが，実臨床ではあまり問題となる症例を経験しません。

▶ただ，COPD症例は高齢者が多いですので，眼科医や泌尿器科医と上手に連携をとりながらLAMAを活用していきます。

(2) LABA

▶LABAには吸入薬として，
- ・サルメテロール（セレベント®）
- ・ホルモテロール（オーキシス®）
- ・インダカテロール（オンブレス®）

貼付薬として，
- ・ツロブテロール（ホクナリン®テープ）

があります。

▶LABAは気管支平滑筋を拡張させることで，気流閉塞や肺過膨張の改善，自覚症状としての呼吸困難の改善，QOLの改善や増悪予防効果が示されています。運動耐容能の改善や身体活動性の改善効果も報告されています。

▶貼付薬のツロブテロールは吸入薬に比べ気管支拡張効果が劣る[11]ため，通常は使いません。ただ，夜間症状の改善やQOL改善効果も認められる[12]ことから，吸入が困難な高齢者では使用を検討します。LABAはβ_2刺激薬ですので，頻脈や振戦などの副作用が知られていますが，通常使用している分にはあまり問題となりません。

(3) LABA/LAMA

▶LABA/LAMA配合薬としては，次の4種類があります。
- ・インダカテロール/グリコピロニウム（ウルティブロ®）
- ・ビランテロール/ウメクリジニウム（アノーロ®）
- ・オロダテロール/チオトロピウム（スピオルト®）
- ・ホルモテロール/グリコピロニウム（ビベスピ®）

▶LABAとLAMAの2種類を1つのデバイスでまとめて吸入することで，それぞれ単剤で使用するよりも気流閉塞や肺過膨張の改善効果があり，呼吸困難などの症状も改善します。

▶LABA，LAMAは作用機序が異なるため，副作用のリスクを増やすことなく効果を期待することができます[13]。LABAはコリン作動性神経終末に存在するβ_2受容体に作用し，アセチルコリンの遊離を抑制し，LAMAの気管支平滑筋の拡張作用を増強させます。

▶またLAMAによるM3受容体の拮抗作用はLABAによって維持され，LABAによる気管支平滑筋拡張作用を増強させます。ですので2つを併用することによって相乗作用が

あると考えられています。

(4) メチルキサンチン (テオフィリン)

▶ COPDに対しては主に経口の徐放性テオフィリンが使われます。LABAやLAMAに比べて1秒量の改善効果は乏しいですが, サルメテロールとの併用で気管支拡張作用の上乗せ効果が報告されています[14, 15]。ただしテオフィリンの上乗せで薬物関連有害事象が増えることがあります[1]ので, テオフィリンの内服を行っている方は定期的な血中濃度測定が必要です。

▶ メチルキサンチンの気管支拡張作用に有効な血中濃度は5〜15μg/mLですが, 悪心や不整脈を認めることがあります。5μg/mL程度の低用量テオフィリンは気道炎症や酸化ストレスを低下させることが知られています[16〜18]が, 長期的な抗炎症効果や疾患進行を抑制する効果のエビデンスはありません。

(5) ICS/LABA

▶ ガイドライン上では, ICSを併用するのは喘息病態が合併している例, 頻回の増悪を認める例, 末梢血好酸球数増多例とされています。COPDに対するICS単剤治療は過去の試験で死亡率を高める傾向が認められており[19], 推奨されていません。

▶ ICS/LABA配合薬は, 次の3種類がCOPDに対する適応を有しています。

- ・フルチカゾン/サルメテロール (アドエア®)
- ・ブデソニド/ホルモテロール (シムビコート®)
- ・フルチカゾン/ビランテロール (レルベア®)

▶ 中等度から高度の気流閉塞を有するCOPDにおいて, それぞれ単剤で使用するよりも呼吸機能や健康状態を改善し, 増悪を抑える結果が示されました。ただし, いくつかの試験で全死亡率の低下までの効果は得られませんでした[19, 20]。

▶ ICS/LABAとLABA/LAMAを比較した臨床試験では, 増悪抑制, 肺機能の改善, SGRQスコア改善や肺炎リスクの軽減などの点でLABA/LAMAのほうが優れているとの結果が得られました[21〜23]ので, 基本的には, 喘息病態が合併している場合や好酸球の関与がある, 頻回の増悪を認める症例以外のICS上乗せは行わないことが肝要です。

▶ 末梢血好酸球数300/μL以上のCOPDではICSによる治療効果が期待でき, 100/μL以下のCOPDでは治療効果が期待できず, 好酸球数がICSの治療効果予測因子と考えられます。

▶ また, COPD増悪が年1回以上または年1回以上の入院歴のような増悪リスクの高い症例では, ICSを含む吸入薬の治療効果が高いことが示されています[21, 24, 25]。

▶ 注意が必要なのは, ICS/LABAによる肺炎発症リスクです。現喫煙者, 55歳以上, 過去の増悪歴, 肺炎の既往, 痩せ, 低肺機能などがある場合[26, 27]には, 特に慎重に管理します。

(6) ICS/LABA/LAMA

▶ ICS/LABA/LAMA配合薬としては, 次の2種類がCOPDに対する適応があります。

- ・フルチカゾン/ビランテロール/ウメクリジニウム (テリルジー®)
- ・ブデソニド/ホルモテロール/グリコピロニウム (ビレーズトリ®)

▶ LABA/LAMAにICSを上乗せする場合やICS/LABAにLAMAを上乗せする状況が考えられますが，治療ステップアップにより呼吸機能の改善や症状の改善，増悪の減少効果が期待できます。1つのデバイスで3つの成分が吸入できることから，SITT（single-inhalar triple therapy）と呼ばれています。

▶ IMPACT試験やETHOS試験では，SITTがLABA/LAMAやICS/LABAと比較して有意な増悪抑制効果が示されました[24, 28]。同じくIMPACT試験やKRONOS試験では，呼吸機能の改善効果が証明されています[24, 29]。

▶ ICS/LABAの項でも触れましたが，末梢血好酸球数300/μL以上のCOPDではICSによる治療効果が期待できますので，好酸球など喘息コンポーネントのある症例，増悪を繰り返す症例はICS/LABA/LAMA配合薬の良い適応と考えることができます。

（7）マクロライド系抗菌薬

▶ クラリスロマイシン，エリスロマイシン，アジスロマイシンはCOPDの増悪を抑えることや，増悪による外来受診や入院を減らすことが示されています。『咳嗽・喀痰の診療ガイドライン2019』でも，慢性気道感染を併存しているCOPDに対してマクロライド系抗菌薬の長期治療が推奨されています。

▶ マクロライド系抗菌薬は気道炎症や喀痰分泌を抑制し，細菌の病原性を抑えたり抗ウイルス作用を認めたりする効果が期待されています[30]。

（8）去痰薬／喀痰調整薬

▶ COPDの喀痰や湿性咳嗽の症状に対しては，去痰薬／喀痰調整薬が使われます。去痰薬は杯細胞の過形成の抑制，粘液溶解作用，粘液修復作用，粘液潤滑作用などがあり，喀痰の性状によって使いわけます。

▶ また，去痰薬にはCOPD増悪抑制効果[31, 32]やQOL改善効果も期待できますので，特に症状が強い症例や増悪を繰り返す症例には処方を検討しましょう。

▼処方例（軽症，グループA）

・スピリーバ® 1日1回，1回2吸入
・オンブレス® 1日1回，1回1吸入

▼処方例（中等症，グループB）

・スピオルト® 1日1回，1回2吸入
・アノーロ® 1日1回，1回1吸入
・ウルティブロ® 1日1回，1回1吸入

▼処方例（重症，グループE）

・スピオルト® 1日1回，1回2吸入
・アノーロ® 1日1回，1回1吸入
・ウルティブロ® 1日1回，1回1吸入

+テオドール®（200）1回1錠，1日2回内服
　　+ムコダイン®（500）1回1錠，1日3回内服
　　+クラリス®（200）1回1錠，1日1回内服

▼処方例
　（重症，グループE，末梢血好酸球数＞300／μLなど喘息コンポーネントがある場合）

・テリルジー®100 1日1回，1回1吸入
・ビレーズトリ®1日2回，1回2吸入
　　+テオドール®（200）1回1錠，1日2回内服
　　+ムコダイン®（500）1回1錠，1日3回内服
　　+クラリス®（200）1回1錠，1日1回内服

3. COPD安定期の非薬物治療

POINT!　COPD安定期は多職種で包括的にサポートしよう！

▶COPD安定期の非薬物療法としては，呼吸リハビリテーション，酸素療法，禁煙，ワクチン接種や栄養療法が含まれます。これらは呼吸器内科医だけで完結することができませんので，他診療科，多職種を含めて包括的に行うことが重要です。

(1) 呼吸リハビリテーション

▶身体活動度の低いCOPDほど生存率が低いことがわかっています（図6）[33]。呼吸リハビリテーションは，COPDの非薬物療法の管理において中心的な役割を果たします[34]。このプログラムには，運動療法，呼吸法のトレーニング，栄養指導，心理的サポートが含まれます。

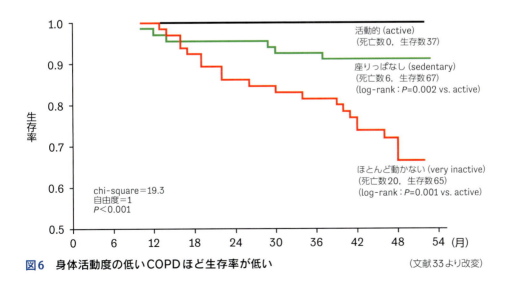

図6　身体活動度の低いCOPDほど生存率が低い　　　　　　　　　　（文献33より改変）

▶運動療法は，全身持久力の向上や筋力強化を目的としており，主に有酸素運動（ウォーキングやサイクリングなど）が推奨されます．運動療法を行うことにより，息切れの軽減や運動耐容能の向上が期待されます[35]．

▶呼吸法のトレーニングでは，腹式呼吸や口すぼめ呼吸が一般的です．効果的な呼吸法により換気効率が改善し，呼吸困難感の軽減に寄与します．多くの研究が，呼吸リハビリテーションがCOPD患者の運動能力を改善し，QOLを向上させることを示しています．

▶また，リハビリテーションは増悪の頻度を低下させ，入院率を減少させる効果などが確認されています（**表3**）[36]．

表3　COPDにおける呼吸リハビリテーションの有益性

・呼吸困難の軽減
・運動耐容能の改善
・HRQOLの改善
・不安・抑うつの改善
・入院回数および期間の減少
・予約外受診の減少
・増悪による入院後の回復を促進
・増悪からの回復後の生存率を改善
・下肢疲労感の軽減
・四肢筋力と筋持久力の改善
・ADL（生活機能）の向上
・長時間作用性気管支拡張薬の効果を向上
・身体活動レベル向上の可能性
・相互的セルフマネジメントの向上
・自己効力感の向上と知識の習得

（文献36より転載）

（2）在宅酸素療法

▶在宅酸素療法（long term oxygen therapy；LTOT／home oxygen therapy；HOT）は，低酸素血症を伴うCOPDに対して適用となります．日本ではLTOT／HOT実施例の約45％がCOPDとされています．

▶実臨床では室内気で$PaO_2 < 60Torr$，$SpO_2 < 90\%$の場合に在宅酸素療法の適応となります．酸素流量は$PaO_2 \geqq 60～80Torr$，$SpO_2 > 90～95\%$を目標に投与します．COPDなど閉塞性換気障害を有する病態では，PaO_2が高すぎるとCO_2ナルコーシスのリスクが高まりますので，必要以上の酸素投与には注意しましょう．

▶慢性呼吸不全症例に対して1日15時間以上の酸素吸入をすることで，生命予後が改善することが示されています[37]．

（3）ワクチン

▶COPD患者は感染症による増悪のリスクが高いため，予防的ワクチン接種が重要です．特に，インフルエンザワクチンと肺炎球菌ワクチンの接種が推奨されます．

▶インフルエンザワクチンはCOPD増悪の発症頻度を有意に低下させ[38]，65歳以上の高

齢者を対象とした大規模臨床試験でもインフルエンザや肺炎による入院や死亡を抑える効果が示されています[39]。
▶肺炎球菌ワクチンPPSV23は肺炎やCOPD増悪を有意に減少させることが示され[40]，PCV13は65歳以上の高齢者の肺炎球菌性肺炎を4年にわたって抑える効果が示されています[41]。
▶インフルエンザワクチンと肺炎球菌ワクチンを併用することで，それぞれ単独で接種するよりも感染性のCOPD増悪を有意に抑制します[42]ので，COPD症例では積極的にワクチン接種を勧めていくことが重要です。
▶またCOPDは新型コロナウイルス感染症（COVID-19）の重症化因子[43]です。特に新型コロナウイルス（SARS-CoV-2）は気道上皮細胞表面のACE2，TMPRSS2の2つの受容体を介して感染することが知られており，ACE2受容体は高齢者・男性・喫煙者で増えることが知られています。特にCOPD症例ではACE2受容体の発現が増加します[44]ので，新型コロナワクチンを定期的に接種することは重要[45]と考えられます。
▶逆に喘息やICS吸入はACE受容体発現を減少させ，コロナ感染に抑制的に働くと考えられています（図7・8）[46, 47]。
▶2023年にはRSウイルスに対する組み換えRSウイルスワクチンも承認されました。重症度の高いCOPDに対してはRSウイルスワクチン接種も検討します。

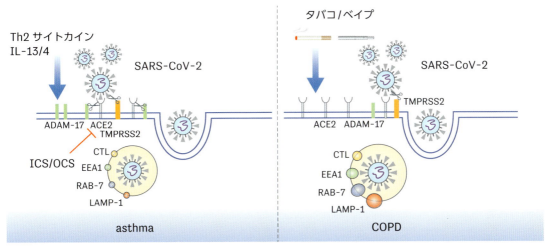

図7　喘息・喫煙者／COPDと新型コロナウイルス感染 （文献46より改変）

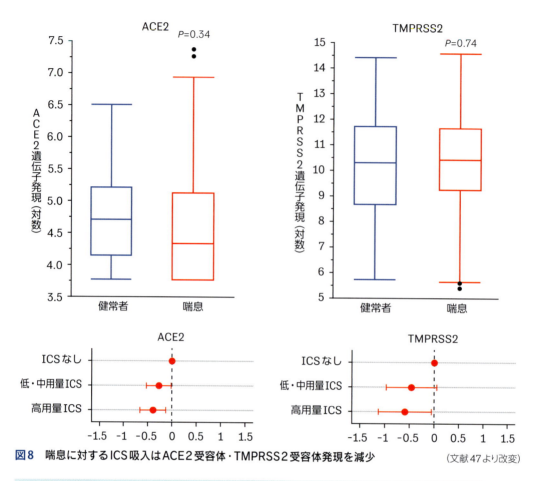

図8 喘息に対するICS吸入はACE2受容体・TMPRSS2受容体発現を減少　　　　(文献47より改変)

(4) タバコ煙

▶喫煙はCOPD最大の危険因子であり，禁煙することにより1秒量の経年低下を抑え，増悪が減少されることが複数の臨床試験で示されています[48~50]。重症例でも禁煙による予後改善が期待できます[51]ので，COPDと診断された時点で禁煙は必須と考えて下さい。

▶また，受動喫煙も同様のリスクとなりえますので[52, 53]，家庭や職場での副流煙への曝露を回避するように指導します。また，アレルゲンや大気汚染の回避も重要です。

(5) 栄養療法

▶COPDでは複数の指標を用いて包括的な栄養評価を行うことが望ましいとガイドラインでも提唱されています[1]。実臨床では管理栄養士とともに推奨される栄養評価項目（**表4**）を，「必須の評価項目」「行うことが望ましい評価項目」「可能であれば行う評価項目」にわけて段階的に評価/記載していきます[1]。

▶体重測定は簡便かつ最も重要な指標ですので，％標準体重（ideal body weight；％IBW）＜90％，BMI＜20kg/m^{2}であれば「栄養障害あり」と評価します。

▶外来での定期的な体重測定や経時的な体重の推移を記録することもCOPD管理では重要となります。食事パターンや食物繊維の摂取量がCOPDの発症や病態と関連することが示唆されていますので，管理栄養士も積極的に介入し，食事摂取内容の聴き取りか

表4 推奨される栄養評価項目

必須の評価項目
・体重（％IBW，BMI）
・食習慣
・食事摂取時の臨床症状の有無
行うことが望ましい評価項目
・食事調査（栄養摂取量の解析）
・簡易栄養状態評価表（MNA®-SF）
・％上腕囲（％AC）
・％上腕三頭筋部皮下脂肪厚（％TSF）
・％上腕筋囲（％AMC：AMC=AC−π×TSF）
・体成分分析（LBM，FM，BMC，SMI）
・血清アルブミン
・握力
可能であれば行う評価項目
・安静時エネルギー消費量（REE）
・rapid turnover protein（RTP）
・血漿アミノ酸分析（BCAA/AAA）
・呼吸筋力
・免疫能

IBW：80≦％IBW＜90：軽度低下，70≦％IBW＜80：中等度低下，％IBW＜70：高度低下

BMI：低体重＜18.5，標準体重18.5〜24.9，体重過多25.0〜29.9　　　　　　　　　　　　（文献1より転載）

ら摂取エネルギー量や栄養素を把握していきます。

▶除脂肪体重（lean body mass；LBM）はCOPDの栄養障害を体重よりもさらに鋭敏に検出できる指標です[54]。骨格筋や呼吸筋の機能は最大吸気・呼気口腔内圧や握力と関係しており，％上腕筋囲（arm muscle circumference；％AMC）は骨格筋の蛋白量の，％上腕三頭筋部皮下脂肪厚（triceps skinfold；％TSF）は体脂肪量の指標として有用です。

▶栄養障害のあるCOPDに対して，基礎代謝量の約1.7倍程度の高いエネルギー量と1.2〜1.5g/kgの高蛋白食を推奨しています。分岐鎖アミノ酸（branched chain amino acid；BCAA）を多く含む食品が筋肉の蛋白合成を促進します。Pをはじめ，K，Ca，Mgの摂取は呼吸筋の維持に重要で[55]，またCOPDは骨粗鬆症の合併率も高いため，CaやビタミンDの摂取も大切です。

▶食事摂取により胃や腹部の膨満を認めると，横隔膜が圧迫され収縮が阻害されるため，重症COPDでは問題になります。そのため重度の呼吸器疾患症例では消化管でガスを発生するような食品を避けることが肝要です。

▶ガスの発生を増やす食事として，豆やキャベツなどの食物繊維を多く含む炭水化物，フルクトースなどの特定の糖分，牛乳や乳製品などの乳糖を含む食物，ソルビトールなどの糖アルコール，脂肪などがあります。また炭酸水などの炭酸ガスを発生する飲料も問題です。

▶さらに食事の速度が速いと，食物とともに大量の空気も嚥下するために腹部膨満につながることが指摘されているので注意します。

▶栄養障害を認めるCOPD症例の体重増加のためには，一般的に実際の安静時エネルギー消費量（resting energy expenditure；REE）の1.5倍以上，基礎代謝量の約1.7倍以上のエネルギーが必要です[56]。そのため，食事指導と並行して経腸栄養剤などの栄養補給療法を検討します。

▶栄養補給療法は，メタ解析で体重やLBM，6分間歩行距離，握力などの改善効果が報告[57]されています。通常の食事に栄養補給を追加する場合には，腹部膨満を避けるために栄養剤を分割摂取したり，夕食以降に摂取したりすることを指導します。

▶通常は栄養素の組成よりも十分なエネルギー投与が重要とされていますが，高度の呼吸不全を認める場合には脂質を多く含むような高脂肪・低炭水化物食が勧められます。古い研究では，炭水化物は脂質と比べて二酸化炭素をより多く発生するため，COPDの呼吸に対して負担になることも指摘されています[58]。

4. 終末期のCOPDに対する対応

POINT! COPDは苦痛の多い疾患であるという理解を

▶COPDは非がん性の疾患ですが，呼吸機能の低下や症状の進行が緩徐に進み，急な増悪を認めたり回復が見込めない状況に陥ったりすることがあります。

▶非がん性疾患であるため，終末期の位置づけは大変難しいですが，「日常生活で介助が必要で頻回の増悪があり，症状が持続し，著明なQOLの低下を認める」こと，「身体的特徴として，サルコペニアやフレイルの状態を伴うことが多い」と定義されています。

▶終末期COPDでは，肺癌よりも苦痛の中で死を迎えていた症例が多かったとの報告[59]もあり，トータルペインに対して多職種で構成される医療チームで連携しながら診療にあたることが重要です（図9・10）[1]。

▶COPD終末期では高度の呼吸困難を認める場合があり，各種薬物療法や酸素療法で対応しますが，改善されない場合にはオピオイドや抗不安薬が考慮されます[60]。COPD症例やその家族からの十分な理解を得ることが重要で，複数の医療スタッフで病状を協議する必要があります。

▶呼吸困難を有するCOPD症例に対するモルヒネ散2～3mg，1日4回投与で呼吸困難のスコアが有意に低下したことが報告されています[61]。

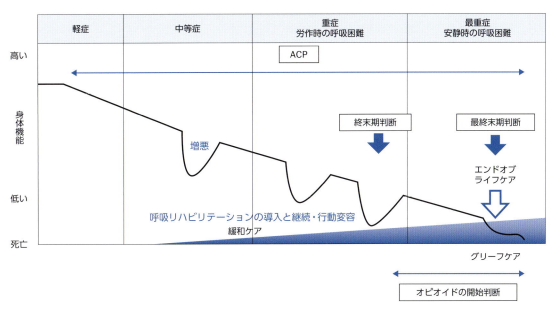

図9 COPDの疾患軌道　　　　　　　　　　　　　　　　　　　　　　　　　　　　　　　（文献1より転載）

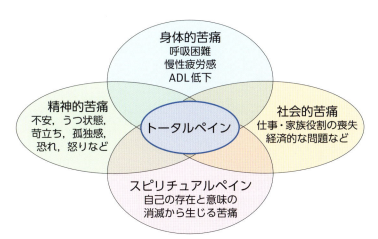

図10 トータルペイン　　　　　　　　　　　　　　　　（文献1より転載）

◀文献▶

1) 日本呼吸器学会COPDガイドライン第6版作成委員会, 編：COPD（慢性閉塞性肺疾患）診断と治療のためのガイドライン 2022（第6版）. メディカルレビュー社, 2022.
2) 日本呼吸器学会：健康日本21（第三次）日本呼吸器学会プロジェクト「木洩れ陽 COMORE-By2032」.
   https://www.jrs.or.jp/kenkou21/model/
3) Global Initiative for Chronic Obstructive Lung Disease：2024 GOLD Report.
   https://goldcopd.org/2024-gold-report/
4) O'Donnell DE, et al：Eur Respir J. 2004；23(6)：832-40.
5) O'Donnell DE, et al：Chest. 2006；130(3)：647-56.
6) Belman MJ, et al：Am J Respir Crit Care Med. 1996；153(3)：967-75.

7) Decramer M, et al：Lancet. 2009；374(9696)：1171-8.

8) Troosters T, et al：Eur Respir J. 2010；36(1)：65-73.

9) Tashkin DP, et al：COPD. 2012；9(3)：289-96.

10) Ichinose M, et al：Respir Med. 2010；104(2)：228-36.

11) Yamagata T, et al：Pulm Pharmacol Ther. 2008；21(1)：160-5.

12) Fukuchi Y, et al：Treat Respir Med. 2005；4(6)：447-55.

13) Cazzola M, et al：Pulm Pharmacol Ther. 2010；23(4)：257-67.

14) ZuWallack RL, et al：Chest. 2001；119(6)：1661-70.

15) Zacarias EC, et al：J Bras Pneumol. 2007；33(2)：152-60.

16) Culpitt SV, et al：Am J Respir Crit Care Med. 2002；165(10)：1371-6.

17) Kobayashi M, et al：Respirology. 2004；9(2)：249-54.

18) Hirano T, et al：Thorax. 2006；61(9)：761-6.

19) Calverley PM, et al：N Engl J Med. 2007；356(8)：775-89.

20) Vestbo J, et al：Lancet. 2016；387(10030)：1817-26.

21) Wedzicha JA, et al：N Engl J Med. 2016；374(23)：2222-34.

22) Beeh KM, et al：Int J Chron Obstruct Pulmon Dis. 2016；11：193-205.

23) Vogelmeier C, et al：Eur Respir J. 2016；48(4)：1030-9.

24) Lipson DA, et al：N Engl J Med. 2018；378(18)：1671-80.

25) Papi A, et al：Lancet. 2018；391(10125)：1076-84.

26) Crim C, et al：Ann Am Thorac Soc. 2015；12(1)：27-34.

27) Crim C, et al：Respir Med. 2017；131：27-34.

28) Rabe KF, et al：N Engl J Med. 2020；383(1)：35-48.

29) Ferguson GT, et al：Lancet Respir Med. 2018；6(10)：747-58.

30) Yamaya M, et al：Eur Respir J. 2012；40(2)：485-94.

31) Poole P, et al：Cochrane Database Syst Rev. 2019；5(5)：CD001287.

32) Pela R, et al：Respiration. 1999；66(6)：495-500.

33) Waschki B, et al：Chest. 2011；140(2)：331-42

34) Spruit MA, et al：Am J Respir Crit Care Med. 2013；188(8)：e13-64.

35) Higashimoto Y, et al：Respir Investig. 2020；58(5)：355-66.

36) 日本呼吸ケア・リハビリテーション学会, 他：日呼吸ケアリハ会誌. 2018；27(2)：95-114.

37) Lancet. 1981；1(8222)：681-6.

38) Kopsaftis Z, et al：Cochrane Database Syst Rev. 2018；6(6)：CD002733.

39) Nichol KL, et al：N Engl J Med. 2007；357(14)：1373-81.

40) Walters JA, et al：Cochrane Database Syst Rev. 2017；1(1)：CD001390.

41) Bonten MJ, et al：N Engl J Med. 2015；372(12)：1114-25.

42) Furumoto A, et al：Vaccine. 2008；26(33)：4284-9.

43) 厚生労働省：新型コロナウイルス感染症COVID-19診療の手引き 第10.1版.
https：//www.mhlw.go.jp/content/001248424.pdf

44) Maes T, et al：Am J Respir Crit Care Med. 2020；202(1)：8-10.

45) Fan YJ, et al：Vaccines (Basel). 2021；9(9)：989.

46) Wark PAB, et al：Eur Respir J. 2021；58(2)：2100920.

47) Peters MC, et al：Am J Respir Crit Care Med. 2020；202(1)：83-90.

48) Anthonisen NR, et al：JAMA. 1994；272(19)：1497-505.

49) Anthonisen NR, et al：Ann Intern Med. 2005；142(4)：233-9.

50) Kanner RE, et al：Am J Respir Crit Care Med. 2001；164(3)：358-64.

51) Postma DS, et al：Am Rev Respir Dis. 1989；140(3 Pt 2)：S100-5.

52) Garcia-Aymerich J, et al：Thorax. 2003；58(2)：100-5.

53) Yin P, et al：Lancet. 2007；370(9589)：751-7.

54) Vestbo J, et al：Am J Respir Crit Care Med. 2006；173(1)：79-83.

55) JPEN J Parenter Enteral Nutr. 2002；26(1 suppl)：63SA-65SA.

56) 吉川雅則：日呼吸ケアリハ会誌. 2012；22(3)：258-63.

57) Ferreira IM, et al：Cochrane Database Syst Rev. 2012；12：CD000998.

58) Angelillo VA, et al：Ann Intern Med. 1985；103(6 (Pt 1))：883-5.

59) Lynn J, et al：J Am Geriatr Soc. 2000；48(S1)：S91-100.

60) Rocker G, et al：Thorax. 2009；64(10)：910-5.

61) Matsuda Y, et al：BMJ Support Palliat Care. 2021；11(4)：427-32.

執筆：田中希宇人

第3章　治療

4　COPD　増悪期の治療

1. COPDの増悪と重症度評価

POINT!　平常時より症状が強く，治療強化しなければいけないときは増悪！

▶ 慢性閉塞性肺疾患（chronic obstructive pulmonary disease；COPD）の増悪は，「息切れの増加，咳や喀痰の増加，胸部不快感・違和感の出現あるいは増強などを認め，安定期の治療の変更が必要となる状態をいう。ただし，他疾患（肺炎，心不全，気胸，肺血栓塞栓症など）が先行する場合を除く。症状の出現は急激のみならず緩徐の場合もある」と定義されます。平常時よりも症状が強く，治療を強めなければいけないような状況は「増悪」ととらえられます。

▶ 増悪の原因として多いのは呼吸器感染症と大気汚染ですが，約30％は原因が特定できません[1]。原因が特定できた細菌感染ではインフルエンザ菌，モラクセラ・カタラーリス，肺炎球菌の頻度が高く，重症になると緑膿菌の頻度が上がると言われています。その他，ウイルス感染やマイコプラズマ，クラミドフィラ感染も原因となりえます[2]。

▶ 約2000例のCOPD症例を3年間追跡した研究では，過去の増悪回数・胃食道逆流症（gastroesophageal reflux disease；GERD）の既往・1秒量の低下・QOLの低下が将来の増悪リスクを予測する重要な因子として挙げられています[3]。

▶ 重症度を示す病歴や身体所見があります（**表1**）[4]。安定期に比べて悪化した症状，安定期の気流閉塞の程度，年間の増悪回数や既往歴，肺の合併症や全身の併存症，人工呼吸器の使用歴が病歴として重要です。身体所見としてはチアノーゼや呼吸補助筋の使用，右心不全徴候や血行動態の不安定さ，意識レベルの低下などが観察されると重症と考えます。COPD増悪の重症度としては，治療強度から軽度・中等度・重度と分類します（**表2**）[4]。

▶ COPDの死因は，①呼吸器系，②循環器系，③がんが多いとされています（**図1**）[5]。呼吸器系の死因で重要なのがCOPD増悪になります。特にCOPDの病期が進行しているほど，増悪頻度が高いことが知られています[6]ので，閉塞性換気障害が強い症例では

表1　COPD増悪時の重症度を示す病歴と徴候・身体所見

重症度を示す病歴	重症度を示す徴候・身体所見
・安定期に比して悪化した症状の強さやその期間 ・安定期の気流閉塞の程度 ・年間の増悪回数の既往歴 ・肺合併症や全身併存症 ・現在の治療内容 ・人工呼吸器の使用歴	・チアノーゼ ・呼吸補助筋の使用や奇異性呼吸 ・右心不全徴候や血行動態の不安定などの心不全徴候 ・意識レベルの低下などの精神状態の徴候

（文献4より転載）

COPD増悪に常に注意します。
▶ COPDの病期が低い，すなわち閉塞性換気障害の程度が軽い症例はCOPD増悪や呼吸不全で死亡する症例が少なく，相対的にがんで死亡する症例が増えるという報告（**図2**）[7]もあります。

表2　COPD増悪の重症度

軽度増悪	SABDsのみで対応可能な場合
中等度増悪	SABDsに加え，抗菌薬あるいは全身性ステロイド投与が必要な場合
重度増悪	救急外来受診あるいは入院を必要とする場合

SABDs：short-acting bronchodilators，短時間作用性気管支拡張薬
（文献4より転載）

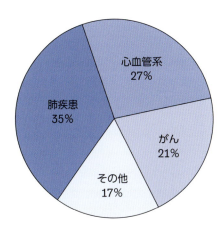

図1　COPDの死因　　（文献5より作成）

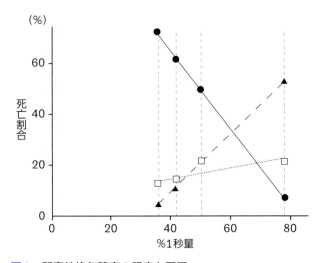

図2　閉塞性換気障害の程度と死因
●：呼吸不全，□：心血管障害，▲：がん　　（文献7より改変）

2. COPD増悪の初期の薬物治療

POINT! COPD増悪の薬物治療はABCが基本

▶COPD増悪における薬物治療は，ABC治療（A：抗菌薬，B：気管支拡張薬，C：ステロイド）が基本になります。これらの薬剤の選択は，患者の症状の重症度，既往歴，現在の治療内容に応じて選択されます。下記の3つの柱を中心とした治療法です。

   A：antibiotics（抗菌薬）

   B：bronchodilators（気管支拡張薬）

   C：corticosteroids（ステロイド）

▶COPD増悪時の最も重要な第一選択薬はBの短時間作用性β_2刺激薬（short-acting β_2-agonist；SABA）吸入です。

(1) A：antibiotics（抗菌薬）

▶COPDの増悪は，しばしば細菌感染が関与しており，適切な抗菌薬の使用が必要になることがあります。起炎菌としてはインフルエンザ菌，肺炎球菌，モラクセラ・カタラーリスの頻度が高いことがわかっています[8]。特に喀痰の量が増加し，色が黄色や緑色に変化した場合や発熱がみられる場合には細菌感染が強く疑われ，抗菌薬の投与が推奨されています[9~11]。また喀痰の膿性化が認められない場合でも，人工呼吸器が必要なほど重症な場合には抗菌薬の投与が推奨されています[12]。

▶推奨される抗菌薬には，アモキシシリン／クラブラン酸やマクロライド系（クラリスロマイシンなど），ニューキノロン系（レボフロキサシンなど）が含まれます。これらの薬剤は，COPD増悪時における細菌感染の治療に有効であることが多くの研究で示されています。

▶しかしながら，ウイルスが原因の増悪も考えられます。インフルエンザウイルスやアデノウイルス，ライノウイルス，近年では新型コロナウイルス（SARS-CoV-2）感染によることも考えられます。ウイルス感染がCOPD増悪の原因である場合には，抗菌薬の使用は必要とされません。

▶喀痰の膿性化がない場合，CRPが陰性の場合，症状が軽微な場合には抗菌薬を投与しないことで抗菌薬の過剰投与を回避できる可能性があることも言われています[13]ので，必要のない抗菌薬は控えることも時に重要になります。

喀痰の膿性化

> 4089の喀痰検体を調べて，緑色や黄色の色のついた痰では「細菌の検出率が高かった（緑色59%，黄色49%）。透明な痰の場合は18%にすぎなかった」という報告があります[14]。

(2) B：bronchodilators（気管支拡張薬）

▶気管支拡張薬は，気道を拡張させ，呼吸困難を緩和するための基本的な薬剤です。増悪

時には，第一選択薬として位置づけられているSABAが主に用いられています。

▶具体的な使用例としては，サルブタモール（SABA）やイプラトロピウム〔短時間作用性抗コリン薬（short-acting muscarinic antagonist；SAMA）〕が挙げられます。SABAは気管支平滑筋のβ_2受容体を刺激し，細胞内のサイクリックAMP（cAMP）を増加させて気管支平滑筋を弛緩させる作用があります。SAMAであるイプラトロピウム（アトロベント®）は気管支拡張作用としては弱く，効果が発現するまで60～90分かかるため，β_2刺激薬で効果が薄い場合に検討されます。

▶一般的にSABAはネブライザーで使用され，迅速に気道を拡げることで呼吸を楽にします。症状に応じて1～数時間ごとに反復投与します[15]。SABAを使うことで，増悪時の呼吸困難を効果的に軽減し，患者の酸素飽和度を改善することが示されています。

▶長時間作用性β_2刺激薬（long-acting β_2-agonist；LABA）や長時間作用性抗コリン薬（long-acting muscarinic antagonist；LAMA）に関しては，増悪期の有用性を示す研究報告はありません。ただ安定期に使用していた維持療法は，そのまま継続することが一般的です。

(3) C：corticosteroids（ステロイド）

▶全身性のステロイドは，増悪時の炎症を抑えるために使用されます。通常，プレドニゾロンが経口または静脈内で投与されます。推奨される用量としては，プレドニゾロン30～40mgを5～7日間投与するのが一般的です。

▶ステロイドによる治療は，増悪の期間を短縮し，症状の早期改善が期待できます。また増悪の再発率を低下させ，入院の必要性を減少させることが複数のランダム化比較試験で確認されています[16~18]。末梢血好酸球数が高い症例であれば，ステロイドの効果が期待しやすいことがわかっています[19]。

▶また，短期のステロイド使用は，副作用リスクが比較的低く，患者の安全性が確保されやすいとされています。ステロイドの投与期間を5日間と14日間で比較した研究では，いずれでも効果が変わらないことと，14日を超えるステロイドの長期投与になると副作用の懸念があることから推奨されていません[20~22]。

▶ステロイドの投与経路としては，経口投与でも経静脈的投与でも効果に差がないとされていますので，口から内服できそうであれば錠剤を処方します。

(4) 去痰薬

▶COPD症例は気流閉塞があり，喀痰の喀出能力が低いので去痰を促すことは大事になります。気管支拡張薬，抗菌薬，ステロイドいずれも気道分泌物を減らす効果がありますが，喀痰調整薬やSABAを加えたネブライザー，タッピングや体位ドレナージなどの理学療法も有効[23, 24]なことがあります。

▼処方例

A：抗菌薬　セフトリアキソン2g＋生理食塩水100mL，点滴静注
B：気管支拡張薬　メプチンエアー®1回2吸入，1日3回投与

> C：ステロイド　プレドニゾロン30mg＋生理食塩水100mL，点滴静注
> 去痰薬：カルボシステイン（500）1回1錠，1日3回，経口

3. COPD増悪の非薬物治療

POINT!　増悪期はNPPV，IPPVを準備しながら酸素管理を

酸素投与

▶室内気で$PaO_2＜60$Torr，$SpO_2＜90％$の場合に酸素療法の適応となります。酸素流量は$PaO_2≧60～80$Torr，$SpO_2＞90～95％$を目標に投与します。動脈血液ガスでII型呼吸不全の場合には酸素化だけでなく，呼吸数や呼吸様式にも注目しましょう。

▶COPDなど閉塞性換気障害を有する病態では，PaO_2が高すぎるとCO_2ナルコーシスのリスクが高まります。ただCO_2貯留を気にしすぎて低酸素状態を放置してはいけません。重要なのは酸素化の是正ですので，酸素化を優先して管理していきます。

▼処方例

> ・酸素投与2L鼻カニュラで開始
> $SpO_2≧95％$：O_2 0.5Lずつ漸減，OFF可
> $SpO_2＜90％$：O_2 0.5Lずつ増量，3LになったらDrコール

▶鼻カニュラや酸素マスクでの酸素投与でも酸素化が保てない，呼吸努力が高度の場合などには非侵襲的陽圧換気（non invasive positive pressure ventilation；NPPV）の使用や挿管／人工呼吸器での加療をためらわないことも大切です（**表3・4**）。一人での対応が難しければ上級医，救急医や集中治療医の力を借りてみんなで対応します。

▶『COPD診断と治療のためのガイドライン2022』ではCOPD増悪期の呼吸管理や酸素療法の方針決定について，British Thoracic Society（BTS）のガイドライン[25]からわかりやすい図にまとめています（**図3**）[26]。ここではII型呼吸不全であるかどうかで酸素化の目標値をSpO_2 88～92％，94～98％とわけて組み立てていくように書かれています。

表3　NPPVの適応基準

1. 呼吸性アシドーシスを伴う高二酸化炭素血症
   （$pH≦7.35$かつ$PaCO_2≧45$Torr）
2. 呼吸補助筋の使用，腹部の奇異性動作，肋間筋の陥没などの呼吸筋疲労 and/or 呼吸仕事量増加を示唆する重度の呼吸困難
3. 酸素療法で改善しない持続性の低酸素血症

（文献4より転載）

表4 挿管/人工呼吸器（IPPV）の適応基準

1. NPPVが忍容できない，またはNPPVに失敗
2. 呼吸停止・心停止
3. 意識レベル低下，鎮静薬によるコントロール困難な不穏
4. 大量の誤嚥，持続する嘔吐
5. 気道分泌物を持続的に除去不能
6. 血行動態が不安定で，輸液と血管作動薬に反応不良
7. 重度の不整脈
8. NPPVが忍容できない患者で，生命を脅かす低酸素血症を認める

IPPV：invasive positive pressure ventilation，侵襲的陽圧換気

（文献4より転載）

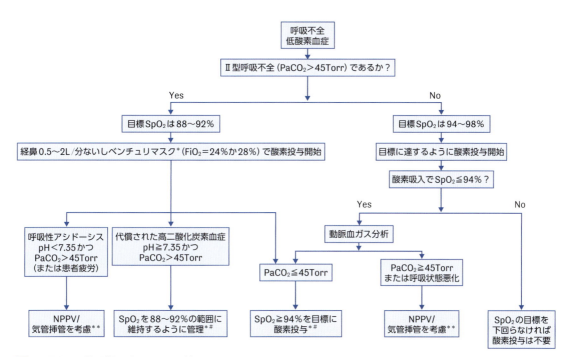

図3 COPD増悪期における呼吸管理
＊：高流量鼻カニュラ（high flow nasal cannula；HFNC）を含む
＊＊：NPPV忍容性がない，かつIPPVの適応がない場合に，HFNCを考慮する
＃：30分以内に動脈血ガス分析を実施する

（文献26より改変）

4. 入院の適応

> **POINT!** 高齢者や閉塞性換気障害が高度な人の増悪は原則入院

▶『COPD診断と治療のためのガイドライン2022』ではCOPD増悪による入院の適応として，安静時の呼吸困難の増加，頻呼吸，低酸素血症の悪化，錯乱・傾眠などの精神症状，急性呼吸不全，チアノーゼ，浮腫など新規徴候の出現，初期治療に反応しない場合，重篤な併存症の存在などから総合的に判断せよ，と書かれています（**表5**）[27]。実際には酸

素が必要であるとか，呼吸困難の症状が強い，苦しくて動けないなどの状態であれば基本的には入院と考えます。

▶また，症状が重症の場合，集中治療室（intensive care unit；ICU）での加療をためらわないことが大事です。ガイドラインにもICUへの入院適応が示されています（**表5**）[27]。

表5　COPD増悪時の入院適応とICUへの入院適応

入院適応	集中治療室（ICU）への入院適応*
・安静時呼吸困難の増加，頻呼吸，低酸素血症の悪化，錯乱，傾眠などの著明な症状 ・急性呼吸不全 ・チアノーゼ，浮腫などの新規徴候の出現 ・初期治療に反応しない場合 ・重篤な併存症（左・右心不全，肺塞栓症，肺炎，気胸，胸水，治療を要する不整脈など）の存在 ・不十分な在宅サポート ・高齢者 ・安定期の病期がⅢ期（高度の気流閉塞）以上	・初期治療に対して不応性の重症の呼吸困難 ・錯乱，傾眠，昏睡などの不安定な精神状態 ・酸素投与やHFNC，NPPVにより低酸素血症が改善しない場合（$PaO_2 < 40$Torr） 　または/かつⅡ型呼吸不全増悪や呼吸性アシドーシス増悪（pH<7.25） ・IPPVが必要な場合 ・血行動態が不安定で昇圧薬が必要な場合

＊：利用可能な医療資源の考慮が必要
HFNC：high flow nasal cannula，高流量鼻カニュラ
IPPV：invasive positive pressure ventilation，侵襲的陽圧換気　　　　　　　　　（文献27より改変）

5. 回復後の管理

POINT!　増悪から回復後もしっかり外来フォローしよう

▶COPDのキードラッグは3章3「安定期の治療」の項でも取り上げましたが，LABA，LAMAの気管支拡張薬の吸入になります。吸入薬が処方されていても，吸入がしっかりできていないと薬剤が投与されていないのと同じです。薬剤師や看護師と協力してコントローラー薬の吸入指導を行い，コンプライアンス/アドヒアランスを高めることが大変重要です。

▶また増悪から回復した後も酸素需要が切れない場合には在宅酸素療法（long term oxygen therapy；LTOT/home oxygen therapy；HOT）を導入します。基準としては，内科的な治療や呼吸リハビリテーションを十分行い，1カ月以上安定した状態において，安静時に$PaO_2 \leqq 55$Torrの高度の低酸素血症をきたす症例，　また55Torr$< PaO_2 \leqq$60Torrであっても睡眠時/運動負荷時に高度の低酸素血症（$PaO_2 \leqq 55$Torrまたは$SpO_2 \leqq 88$％程度）をきたし，医師が必要と認めた症例の場合にLTOT/HOTの適応となります。また，肺高血圧症を合併する症例の場合にも，PaO_2にかかわらずLTOT/HOTの適応となります。

▶COPD増悪で治療された症例のうち，次回の診察を受けなかった群は，増悪により90日以内の再入院率が有意に上昇したという研究[28]もあります。ですので，COPD増悪の症例を受け持ちましたら，自分の外来患者でなくても必ず1度は外来フォローするこ

とを心がけています。

◀文献▶

1) Sapey E, et al：Thorax. 2006；61(3)：250-8.

2) Soler N, et al：Am J Respir Crit Care Med. 1998；157(5 Pt 1)：1498-505.

3) Hurst JR, et al：N Engl J Med. 2010；363(12)：1128-38.

4) 日本呼吸器学会COPDガイドライン第6版作成委員会，編：COPD（慢性閉塞性肺疾患）診断と治療のためのガイドライン2022（第6版）. メディカルレビュー社, 2022.

5) Rabe KF：N Engl J Mcd. 2007；356(8)：851-4.

6) Donaldson GC, et al：Thorax. 2002；57(10)：847-52.

7) Sin DD, et al：Eur Respir J. 2006；28(6)：1245-57.

8) Shimizu K, et al：Int J Chron Obstruct Pulmon Dis. 2015；10：2009-16.

9) Stockley RA, et al：Chest. 2000；117(6)：1638-45.

10) Ram FS, et al：Cochrane Database Syst Rev. 2006；(2)：CD004403.

11) Quon BS, et al：Chest. 2008；133(3)：756-66.

12) Woodhead M, et al：Eur Respir J. 2005；26(6)：1138-80.

13) An X, et al：Medicine (Baltimore). 2020；99(29)：e21152.

14) Miravitlles M, et al：Eur Respir J. 2012；39(6)：1354-60.

15) Celli BR, et al：Eur Respir J. 2004；23(6)：932-46.

16) Davies L, et al：Lancet. 1999；354(9177)：456-60.

17) Niewoehner DE, et al：N Engl J Med. 1999；340(25)：1941-7.

18) Thompson WH, et al：Am J Respir Crit Care Med. 1996；154(2 Pt 1)：407-12.

19) Sivapalan P, et al：Lancet Respir Med. 2019；7(8)：699-709.

20) Leuppi JD, et al：JAMA. 2013；309(21)：2223-31.

21) Walters JA, et al：Cochrane Database Syst Rev. 2014；(12)：CD006897.

22) Sivapalan P, et al：BMJ Open Respir Res. 2019；6(1)：e000407.

23) Hill K, et al：Chron Respir Dis. 2010；7(1)：9-17.

24) Bellone A, et al：Intensive Care Med. 2002；28(5)：581-5.

25) O'Driscoll BR, et al：Thorax. 2017；72(Suppl 1)：ii1-ii90.

26) Connors AF Jr, et al：Am J Respir Crit Care Med. 1996；154(4 Pt 1)：959-67.

27) Spencer S, et al：Eur Respir J. 2004；23(5)：698-702.

28) Gavish R, et al：Chest. 2015；148(2)：375-81.

執筆：田中希宇人

第3章　治療

5　ACO　安定期の治療

1. ACOの治療管理目標

POINT!　喘息とCOPDの両方の管理目標がACOの治療管理目標

▶喘息とCOPDのオーバーラップ（asthma and COPD overlap；ACO）における治療管理目標は，喘息と慢性閉塞性肺疾患（chronic obstructive pulmonary disease；COPD）の両方の管理目標を参考に，**表1**のように示されています[1]。この管理目標を達成するために，薬物療法・非薬物療法の2方面から長期的な治療計画を決めていきます。

▶安定期では喘息もCOPDも適切な長期管理を行うことが重要です。ACOの治療方針と評価の流れは，『ACO診断と治療の手引き2023』では**図1**のように示されています[1]。

▶今後，喘息やCOPDのガイドラインがアップデートされれば，ACOの治療管理目標も項目が変更されたり，重みづけが変わったりしてくるのかもしれません。

表1　ACOの治療管理目標

1. 症状およびQOLの改善
2. 呼吸機能障害の改善および気道炎症の制御
3. 運動耐容能・身体活動性の向上および維持
4. 呼吸機能の経年低下および疾患進行の抑制
5. 増悪の予防
6. 合併症・併存症の予防と治療
7. 生命予後の改善と健康寿命の延長
8. 治療薬による副作用の回避

（文献1より転載）

2. ACO安定期の薬物治療

POINT!　ACOにはICSと気管支拡張薬の両方を活用しよう

▶ACOの薬物治療は，喘息重症度とCOPD重症度を加味したACOのタイプ（**表2**）[1]を参考に治療を導入します。タイプ1A～タイプ4まで分類され，タイプに応じた薬物治療（**表3**）[1]が選択されます。ACOですので，いずれのタイプでも吸入ステロイド（inhaled corticosteroid；ICS）と気管支拡張薬の併用療法が推奨されています。

▶ACOの診断としては，①未治療の症例が初めてACOと診断される場合，②喘息として治療を受けていた症例がACOと診断される場合，③COPDとして治療を受けていた症例がACOと診断される場合の3パターンが考えられます。

▶初めてACOと診断された場合にはACOのタイプ分類を念頭に診察し，タイプに応じた治療を選択します。

130

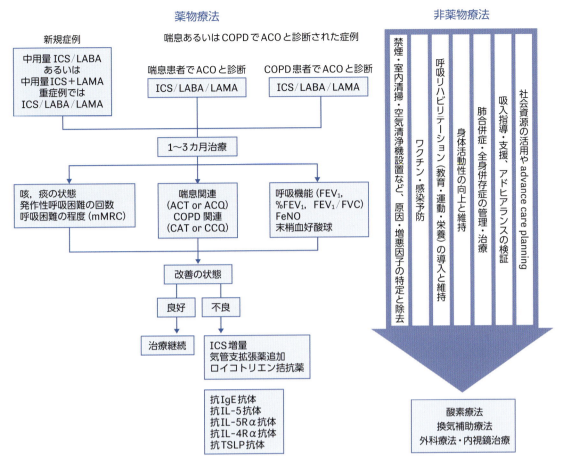

図1 ACOの治療方針と評価
通常は中用量のICS/LABAあるいは中用量のICS＋LAMAで治療を開始し，1〜3ヵ月後に評価する．十分に改善が得られない場合にはLAMAあるいはLABAを追加する．ただし，喘息の病態に応じて低用量ICSから治療を開始することもある

（文献1より転載）

表2 ACOのタイプ分類

COPD重症度[*1]		喘息重症度	軽症間欠型	軽症持続型	中等症持続型	重症持続型〜最重症持続型
基本治療	PRO[*2]	mMRC 0-1 CAT＜10	タイプ1A	タイプ2A	タイプ3	タイプ4
		mMRC≧2 CAT≧10	タイプ1B	タイプ2B		

*1：COPD増悪は喘息増悪と同等に考える
*2：patient-reported outcome

（文献1より転載）

▶もともと喘息，COPDと診断されておりACOを疑う状況では，喘息っぽさ，COPDっぽさを意識します（**図2**）．喘息と診断されている症例が，喫煙歴や気腫性変化，拡散能障害を認めるときにはACOとしての治療が必要ですし，COPDとして診断されている症例に症状の変動性や発作性の症状，若い頃の喘息既往や呼気中一酸化窒素濃度（FeNO）

表3 ACOの薬物治療

COPD重症度		喘息重症度	軽症間欠型	軽症持続型	中等症持続型	重症持続型〜最重症持続型
基本治療	PRO[*1]	mMRC 0-1 CAT<10	ICS（低用量）＋LABA or ICS（低用量）＋LAMA	ICS（低〜中用量）＋LABA or ICS（低〜中用量）＋LAMA	LAMA＋LABA＋ICS（中〜高用量）[*2]	LAMA＋LABA＋ICS（中〜高用量）[*2, 7]
		mMRC≧2 CAT≧10	LAMA＋LABA＋ICS（低用量）[*2, 3]	LAMA＋LABA＋ICS（低〜中用量）[*2, 3]		
追加治療			LTRA，テオフィリン徐放製剤，喀痰調整薬		左記に加えてマクロライド，（一部の生物学的製剤[*4]）	左記に加えて生物学的製剤[*4]，経口ステロイド
			アレルゲン免疫療法[*5]			
増悪時ないしは頓用吸入として			吸入SABDs頓用[*6]			

*1：patient-reported outcome
*2：single-inhaler triple therapy（SITT）が望ましい
*3：LAMA＋LABA＋ICSは，LABA/ICS＋LAMA，LAMA/LABA＋ICSいずれも可
*4：生物学的製剤の適応については，添付文書，『喘息予防・管理ガイドライン2021』，『喘息診療実践ガイドライン2023』を参照のこと
*5：ダニアレルギーで特にアレルギー性鼻炎合併例で，安定期の%FEV_1≧70％の場合に考慮
*6：short-acting bronchodilators，短時間作用性気管支拡張薬。通常は短時間作用性β_2刺激薬（short-acting β_2-agonist；SABA）が頻用されるが，COPDでは症状緩和に短時間作用性抗コリン薬（short-acting muscarinic antagonist；SAMA）の有効性も示されている
*7：重症喘息の場合は高用量ICSが必要である。一方でCOPDの要素が大きい場合，肺炎リスクの上昇を考慮して，ICSの用量は中〜高用量とした
注：気管支喘息・COPDともにICSは用量依存性に気道感染リスクを上昇させるという報告がある。必要に応じてICS用量の増減は常に念頭に置く必要がある

（文献1より転載）

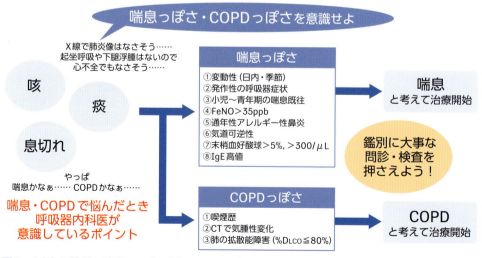

図2 ACOの診断 喘息っぽさ・COPDっぽさ（再掲）

（筆者作成）

	喘息	COPD
発症年齢	全年齢	中高年
要因	アレルギー・感染	タバコ・大気汚染
アレルギー/家族歴	あることもある	なし
気道炎症細胞	Eos・CD4+Lym・マスト細胞	Neu・CD8+Lym・MΦ
症状	日内変動・発作性	緩徐進行・持続性・労作性
気流閉塞・形態変化	なし・リモデリング	気腫・肺胞破壊・細気管支線維化
気流閉塞の可逆性	あり	なし～あり
気道過敏性	あり	なし～あり
肺拡散能	正常	↓
CT上 低吸収域	なし	あり
喀痰中細胞	好酸球	好中球
末梢血好酸球	↑	正常
FeNO	↑	正常
ステロイド反応性	良好	なし

アレルギー▶喘息
タバコ▶COPD
問診

変動ある症状▶喘息
持続性の症状▶COPD

好酸球炎症▶喘息
好中球炎症▶COPD　採血

画像　画像で異常なし▶喘息
気腫化・線維化▶COPD

図3　喘息・COPD鑑別で注目すべきポイント　　　　　　　　（文献1より改変）

高値, 好酸球高値などのアレルギー要素がある場合にはACOとしての治療が必要となります。

▶喘息, COPDのどちらか一方にわけることができない場合には, どちらのコンポーネントが強いかで喘息の治療を強化するのか, COPDの治療を強化するのか, ということになります。喘息・COPDの鑑別のポイント（**図3**）での問診や採血, 画像の項目が治療戦略でも重要になってきます。

▶大変難しいですが, ACOの治療戦略としてICS＋長時間作用性β₂刺激薬（long-acting β_2-agonist；LABA）は基本的な薬剤として導入します。

▶喘息コンポーネントが強ければ, ICSの用量を低用量→中用量→高用量と変更することと, ロイコトリエン受容体拮抗薬（leukotriene receptor antagonist；LTRA）や長時間作用性抗コリン薬（long-acting muscarinic antagonist；LAMA）の追加を考慮します。また重症喘息や難治性喘息の範疇に入るような症状でしたら, ACOでも生物学的製剤の導入を検討します。

▶COPDコンポーネントが強ければ, 速やかにICS＋LABAに加えてLAMAを追加します。

▶いずれのコンポーネントであっても, テオフィリン製剤や去痰薬に関しては症状に合わせて処方します。

▶喘息では抗炎症, COPDでは気管支拡張が治療の最重要かつ基本的な考え方になります（**図4**）。いずれにおいても症状が強い場合には, ICS・LABA・LAMAの3成分を1つのデバイスで吸入できるSITT（single-inhaler triple therapy）がコンプライアンスの面からも推奨されます（**表4**）[2]。

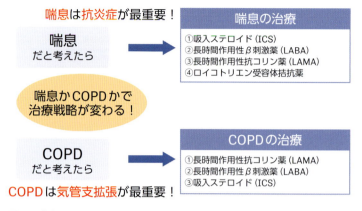

図4 喘息の治療とCOPDの治療

表4 ICS/LABA/LAMA 3成分配合薬の投与量の目安（再掲）

	低用量	中用量	高用量
MF/GLY/IND (DPI)[*1] エナジア®		吸入用カプセル中用量80μg製剤 1カプセルを1日1回 80μg/50μg/150μg	吸入用カプセル高用量160μg製剤 1カプセルを1日1回 160μg/50μg/150μg
FF/UMEC/VI (DPI) テリルジー®	100μg製剤1回1吸入を 1日1回 100μg/62.5μg/25μg	100μg製剤1回1吸入を1日1回 100μg/62.5μg/25μg または 200μg製剤1回1吸入を1日1回 200μg/62.5μg/25μg	200μg製剤1回1吸入を1日1回 200μg/62.5μg/25μg
BUD/GLY/FM (pMDI)[*2] ビレーズトリ®		1回2吸入を1日2回 160μg/9.0μg/5.0μg	

[*1]：適応症は喘息のみ
[*2]：適応症はCOPDのみ

MF：モメタゾンフランカルボン酸エステル，GLY：グリコピロニウム臭化物，IND：インダカテロール酢酸塩，FF：フルチカゾンフランカルボン酸エステル，UMEC：ウメクリジニウム臭化物，VI：ビランテロールトリフェニル酢酸塩，BUD：ブデソニド，FM：ホルモテロールフマル酸塩水和物，DPI：dry powder inhaler，ドライパウダー吸入器，pMDI：pressurized metered-dose inhaler，加圧噴霧式定量吸入器

（文献2より改変）

▼処方例（ACO 軽症～中等症）

- レルベア®100（FF[*1]/VI[*2]）1日1回，1回1吸入
- アテキュラ®中用量（MF[*3]/IND[*4]）1日1カプセル，1吸入

▼処方例（ACO，喘息コンポーネントが強い場合）

- テリルジー®200（FF/UMEC[*5]/VI）1日1回，1回1吸入
- エナジア®高用量（MF/GLY[*6]/IND）1日1カプセル，1吸入
- レルベア®200（FF/VI）1日1回，1回1吸入
- アテキュラ®高用量（MF/IND）1日1カプセル，1吸入

＋キプレス®1回1錠，1日1回内服，シングレア®1回1錠，1日1回内服

＋テオドール®(200)1回1錠，1日2回内服

▼処方例（ACO，COPDコンポーネントが強い場合）

- テリルジー®100 (FF/UMEC/VI) 1日1回，1回1吸入
- エナジア®中用量 (MF/GLY/IND) 1日1回1カプセル，1吸入
- ビレーズトリ® (BUD[*7]/GLY/FM[*8]) 1日2回，1回2吸入

  ＋テオドール®(200)1回1錠，1日2回内服

＊1：フルチカゾンフランカルボン酸エステル，＊2：ビランテロールトリフェニル酢酸塩，＊3：モメタゾンフランカルボン酸エステル，＊4：インダカテロール酢酸塩，＊5：ウメクリジニウム臭化物，＊6：グリコピロニウム臭化物，＊7：ブデソニド，＊8：ホルモテロールフマル酸塩水和物

3. ACO 安定期の非薬物治療

POINT! ACOでも禁煙，酸素，ワクチン，リハビリが大事

▶ACOの安定期の長期管理として，非薬物療法もいくつか挙げられています。酸素療法やワクチン，呼吸リハビリテーション，タバコ煙やアレルゲンなど危険因子の回避，全身併存症・肺合併症の管理などです。外来診療でも入院でも，それらを薬物療法と組み合わせて適切に指導していくことが重要になります（図1）。

(1) 酸素療法/換気補助療法

▶ACOにおいても，COPDに準じて酸素投与の適応を検討します。低酸素血症を認める症例には1日15時間以上の酸素療法が推奨されています。また，安定期に動脈血二酸化炭素分圧（$PaCO_2$）≧55Torrの高二酸化炭素血症を伴う慢性呼吸不全がある場合や，$PaCO_2$＜55Torrであっても夜間低換気による低酸素や二酸化炭素貯留を伴う増悪を繰り返す場合には，換気補助療法を検討します（3章4参照）。

(2) ワクチン

▶ACOでは感染症による増悪が頻繁にみられるため，予防的なワクチン接種が非常に重要です。具体的には，インフルエンザワクチンと肺炎球菌ワクチンの接種が推奨されます。それぞれのワクチンを併用接種することで，単独で接種するよりもCOPDの感染症による増悪頻度を減少させます[3]。したがって，ACOでも同様に両者のワクチン接種が望ましいとされています。

▶また，COPDは新型コロナウイルス感染症（COVID-19）による入院や重症化リスクと関連します[4]ので，今後も定期的なコロナワクチン接種が推奨されるのでしょう。

(3) 呼吸リハビリテーション

▶COPDにおいて呼吸リハビリテーションは呼吸困難の軽減・運動耐容能の改善・健康関連QOLの改善に有効であり，その効果は病期を問いません[5]。特に運動療法では，呼吸困難の軽減や運動耐容能の向上，身体活動性の向上や維持に寄与します。

▶もちろんACOに対する呼吸リハビリテーションの効果に関するエビデンスは限定的ですが，COPDコンポーネントが強い場合にはさらにリハビリテーションが重要になってきます。

◀文献▶

1) 日本呼吸器学会喘息とCOPDのオーバーラップ（Asthma and COPD Overlap：ACO）診断と治療の手引き第2版作成委員会，編：喘息とCOPDのオーバーラップ（Asthma and COPD Overlap：ACO）診断と治療の手引き 2023. 第2版. メディカルレビュー社, 2024.
2) 日本アレルギー学会喘息ガイドライン専門部会，監：喘息予防・管理ガイドライン2021. 協和企画, 2021.
3) Furumoto A, et al：Vaccine. 2008；26(33)：4284-9.
4) Gerayeli FV, et al：EClinicalMedicine. 2021；33：100789.
5) Berry MJ, et al：Am J Respir Crit Care Med. 1999；160(4)：1248-53.

執筆：田中希宇人

第3章　治療

6　ACO　増悪期の治療

1. ACOの増悪と重症度評価

POINT!　ACOの増悪はCOPDの増悪寄り

▶喘息とCOPDのオーバーラップ（asthma and COPD overlap；ACO）の増悪は，「安定期よりも呼吸困難の増加，喘鳴の出現，咳や喀痰の増加などを認め，安定期の治療の変更（全身性ステロイド・抗菌薬の投与など）が必要になる状態をいう。ただし，他疾患（肺炎，心不全，気胸，肺血栓塞栓症など）が先行する場合を除く」と定義されています[1]。

▶慢性閉塞性肺疾患（chronic obstructive pulmonary disease；COPD）増悪の定義にほぼ寄せてありますが，ACOの増悪時の対応については明確な指針が示されていません。ただしACOでは喘息かCOPDのみの症例よりも，頻繁に増悪を経験することが知られています[2]。

▶日本で行われたthe ACO Japan Cohort Studyでは，ACO症例は非ACO症例と比較して，過去1年間に中等度／重度の増悪頻度が高いことも報告されています[3]。

▶ACOの重症度は，COPD増悪の重症度と同じく，治療強度から軽度・中等度・重度と分類されています（**表1**）[4]。

表2　COPD増悪の重症度（再掲）

軽度増悪	SABDsのみで対応可能な場合
中等度増悪	SABDsに加え，抗菌薬あるいは全身性ステロイド投与が必要な場合
重度増悪	救急外来受診あるいは入院を必要とする場合

SABDs：short-acting bronchodilators，短時間作用性気管支拡張薬
（文献4より転載）

2. ACO増悪の初期の薬物治療

POINT!　ACOの増悪もABC治療だがステロイド用量だけは注意

▶喘息とCOPDのいずれも共通して短時間作用性β_2刺激薬（short-acting β_2-agonist；SABA）吸入が推奨されており，ACOでも同様の対応としています。

▶ACOについては，ステロイドや抗菌薬に関して確固たるエビデンスがありません。『ACO診断と治療の手引き2023』では「喘息コンポーネント」の増悪なのか，「COPDコンポーネント」の増悪なのかでステロイドの量や投与期間，抗菌薬の投与の有無などについて決めようという方針になっています。

- 増悪期においても1章3「ACOの病態」の項で紹介した，喘息っぽさ，COPDっぽさが参考になります（図1）。
- もともと好酸球数が高い，あるいはアレルギーの要素が強い，季節性に調子が悪くなる，などの病歴があるようであれば「喘息コンポーネント」をより考慮し，もともと高度の気腫がある，色のついた喀痰がとめどなく出るといった病歴があるようでしたら「COPDコンポーネント」をより考えます。
- ただ，実臨床では喫煙している喘息症例もありますし，アレルギー要素を多数抱えている肺気腫症例もあります。難しいのは定期通院中のかかりつけ症例でなく，既に増悪している状態のまったくの新規症例で，詳細な病歴や問診が取れない場合です。そのような場合には，いずれのコンポーネントも考えて治療を組み立てていく必要があります。

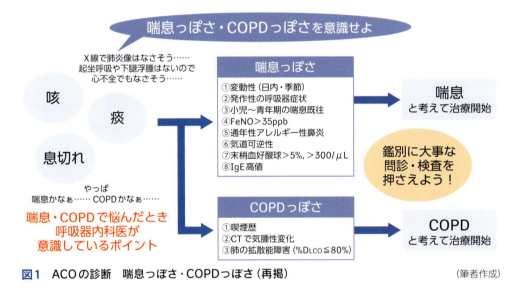

図1　ACOの診断　喘息っぽさ・COPDっぽさ（再掲） （筆者作成）

（1）SABA

- 気管支拡張薬は，気道を拡張させ，呼吸困難を緩和するため，喘息，COPDいずれの増悪でも基本的な薬剤と位置づけられています。SABAは1〜数時間ごとに反復投与可能です。
- β_2刺激薬吸入中に動悸・頻脈性不整脈・手指振戦などのβ刺激の副作用が認められる場合には，投与を中止します。明らかな副作用がなく，症状や酸素化の改善を認める場合には，繰り返し投与することは問題ありません。

▼処方例

- メプチンエアー®1回2吸入，1日3回投与
- ベネトリン®0.3mL＋生理食塩水5mLネブライザー吸入，1日3回投与

(2) 全身性ステロイド

▶全身性のステロイドは,急性増悪時の炎症を抑えるために使用されます。

▶推奨される用量としては,喘息コンポーネントの増悪が考えられる場合には,ベタメタゾン4〜8mgまたはデキサメタゾン6.6〜9.9mgを必要に応じて6時間ごとに点滴静注し,3〜5日間投与します。COPDコンポーネントの増悪が考えられる場合には,プレドニゾロン30〜40mgを5〜7日間投与するのが一般的です。

▶いずれのコンポーネントの増悪かがわからない場合,実臨床のコツとしてはステロイド量や投与間隔は喘息用量で多めに開始し,経過でCOPDコンポーネントの増悪が考えられる場合や感染の要素が強い場合には,早めに漸減・中止を検討しています。

▶COPD増悪でも14日間を超える全身性ステロイド投与となりますと副作用の懸念がありますので,症状が改善せずに長期投与になりそうな場合には,今一度増悪の原因について検討する必要があります。

▼処方例（喘息コンポーネントが強い場合）

- リンデロン® 8mg＋生理食塩水100mL（2時間かけて点滴静注）,6時間ごと
- ソル・メドロール® 125mg＋生理食塩水100mL（2時間かけて点滴静注）,以降80mgを6時間ごと
- プレドニン® 40mg,1日1回内服

▼処方例（COPDコンポーネントが強い場合）

- プレドニゾロン30mg＋生理食塩水100mL,点滴静注

---

(3) 抗菌薬

▶COPDの急性増悪は,しばしば細菌感染が関与しており,適切な抗菌薬の使用が必要になることがあります。喘息の増悪の場合には抗菌薬投与に対する有効性のエビデンスはありません。

▶もちろん喘息症例に細菌感染による細気管支炎や肺炎を合併することもあります。実際は「COPDコンポーネント」による増悪を考える場合や,膿性喀痰が認められる場合に抗菌薬の投与を行います。

▶また,COPD増悪において喀痰の膿性化が認められない場合でも,人工呼吸器が必要なほど重症な場合には抗菌薬の投与が推奨されています[5]。したがって,ACOの増悪においても重症な場合には抗菌薬投与を行っておくほうが妥当と考えられます。

▼処方例

- セフトリアキソン2g＋生理食塩水100mL,点滴静注

3. ACO増悪の非薬物治療

> **POINT!** ACOの増悪も喘息・COPDに倣って

▶喘息やCOPDの増悪と同様，酸素投与，理学療法，栄養管理は並行して行っていく必要があります。詳細は3章2，3章4を参考にして下さい。

4. 回復後の管理

> **POINT!** ACOでもICSとLABA/LAMAの継続を

▶ACO増悪から回復した後は，慢性期の治療に移行していきます。吸入ステロイド（inhaled corticosteroid；ICS）吸入，長時間作用性β_2刺激薬（long-acting β_2-agonist；LABA），長時間作用性抗コリン薬（long-acting muscarinic antagonist；LAMA）の気管支拡張薬の吸入を軸とした薬物療法が重要になります。もちろん薬剤師や看護師と協力してコントローラー薬の吸入指導を行い，コンプライアンス/アドヒアランスを高めることが大変重要です。

▶また増悪から回復後も酸素需要が切れない場合には在宅酸素療法（long term oxygen therapy；LTOT/home oxygen therapy；HOT）を導入します。

▶基準としては，内科的な治療や呼吸リハビリテーションを十分行い，1カ月以上安定した状態において，安静時に$PaO_2 \leqq 55$Torrの高度の低酸素血症をきたす症例，また55Torr$< PaO_2 \leqq 60$Torrであっても睡眠時/運動負荷時に高度の低酸素血症（$PaO_2 \leqq 55$TorrまたはSpO$_2 \leqq 88$％程度）をきたし，医師が必要と認めた症例の場合にLTOT/HOTの適応となります。また，肺高血圧症を合併する症例の場合にも，PaO_2にかかわらずLTOT/HOTの適応となります。

◀文献▶

1) 日本呼吸器学会喘息とCOPDのオーバーラップ（Asthma and COPD Overlap：ACO）診断と治療の手引き第2版作成委員会，編：喘息とCOPDのオーバーラップ（Asthma and COPD Overlap：ACO）診断と治療の手引き 2023．第2版．メディカルレビュー社，2024．

2) Uchida A, et al：Allergol Int. 2018；67(2)：165-71.

3) Hashimoto S, et al：Int J Chron Obstruct Pulmon Dis. 2023；18：37-46.

4) 日本呼吸器学会COPDガイドライン第6版作成委員会，編：COPD（慢性閉塞性肺疾患）診断と治療のためのガイドライン2022（第6版）．メディカルレビュー社，2022．

5) Woodhead M, et al：Eur Respir J. 2005；26(6)：1138-80.

執筆：田中希宇人

第3章　治療

喘息・COPD合併病態の治療の実際
（安定期の治療について）

▶ここでは2章4で挙げた症例を再掲し，各々の治療について考えていきます．まずはこれまでに学んだ治療のおさらいをしておきましょう．

喘息の安定期
吸入ステロイド（inhaled corticosteroid；ICS）
＋長時間作用性β_2刺激薬（long-acting β_2-agonist；LABA）
＋ロイコトリエン受容体拮抗薬（leukotriene receptor antagonist；LTRA）・長時間作用
　性抗コリン薬（long-acting muscarinic antagonist；LAMA）・テオフィリン徐放製剤
＋抗IL-4Rα抗体
＋抗IgE抗体・抗IL-5抗体・抗IL-5Rα抗体・経口ステロイド・気管支熱形成術

慢性閉塞性肺疾患（chronic obstructive pulmonary disease；COPD）の安定期
短時間作用性β_2刺激薬（short-acting β_2-agonist；SABA）・短時間作用性抗コリン薬
（short-acting muscarinic antagonist；SAMA）頓用
LAMA（使えなければLABA）
＋LABA
＋テオフィリン・喀痰調整薬
＋ICS
＋マクロライド系抗菌薬

喘息とCOPDのオーバーラップ（asthma and COPD overlap；ACO）の安定期
ICS／LABA
＋LAMA
＋LTRA・テオフィリン・喀痰調整薬
＋マクロライド系抗菌薬

▶喘息・COPDの安定期治療では，気流閉塞に対しLABA・LAMAといった気管支拡張薬を使用することに変わりはありません．その上で最大の問題は，そこにICSを加えるかどうか，というところです．喘息要素のないCOPDにおいてはICS／LABAが肺炎のリスクを上昇させるというデータがあり，リスク因子として現喫煙者，年齢55歳以上，過去の増悪歴，肺炎の既往，低BMI，低呼吸機能などが挙げられています[1, 2]．

▶一方で，特にICS／LABA／LAMAの3剤合剤の効果をみた臨床試験で，増悪の抑制効果が報告されていますが，効果がみられるのが末梢血好酸球数＞300／μLの場合など，おそらく喘息合併があるであろうケースが中心です．

▶結局のところ，「喘息の要素あり」との診断がキッチリできるのであれば，ICSを積極的

に加える，という戦略でおおよそ間違いではないものと考えられます。

▶ したがって，喘息・COPDが合併している（いわゆるACO）/鑑別困難な病態の治療を行う上で最も大切なことは，2章4でみた通り「喘息の要素がある」かどうかを判断することになります。病歴で変動性がある・若年発症・アレルギー性鼻炎の存在など，喘息の要素があると考えられれば治療は

ICS/LABA ➡ ICS/LABA/LAMA

となり，喘息の要素がなければ

LAMA ➡ LABA/LAMA ➡ ICS/LABA/LAMA

となります。

▶ 『喘息とCOPDのオーバーラップ（Asthma and COPD Overlap：ACO）診断と治療の手引き 2023』[3]（以下，ACOの手引き）ではそこにLTRA・テオフィリン・喀痰調整薬が加わりますが，いずれも効果のほどは上記の吸入薬ほどではありません。慢性気道感染や増悪の繰り返しなどの要素があればマクロライド系抗菌薬追加も検討します。また中等症〜重症では抗体製剤も考慮します。これが基本的な治療戦略です。臨床の現場では，診断も考えながら治療を進めていくことになります。

症例1

60歳代，女性。もともと小児喘息があり，幼少期頻回に入院していた。中学生ぐらいから治癒していたが，40歳頃から年に数回，風邪を引いた後などに1カ月ぐらい咳が続く，という症状を繰り返していた。1カ月前から労作時の呼吸困難を認め，数日前から毎日夜間にヒューヒューという音が胸部に聞こえるようになったため受診した。

既往歴：特記事項なし

喫煙歴：5本/日（20〜40歳）

飲酒歴：never

接触歴：最近身近に感冒症状の人なし

家族歴：夫と2人暮らし。ペットなし

社会歴：20〜40歳 パート

アレルギー歴：なし

バイタルサイン：SpO₂ 97%（室内気），呼吸数14回/分

身体所見：頸静脈見えず。臥床・会話可能。頸部に特記すべき所見なし。肺野で強制呼気時のみshort wheezes（＋），単音性。心音，整。雑音なし，浮腫なし

▶ 症例1では元来小児喘息があり，いったん寛解していたものの，40歳頃から年に数回咳症状が続く，という病歴で，喘息の病態がありそう，と考えます。また，喫煙歴が少ないため，COPDの要素はほとんどないものと判断してもよさそうです。

▶ 現状で喘鳴がみられていますが安静時には呼吸困難はなさそうで，増悪としても治療ステップは1となり，SABAやブデソニド/ホルモテロール吸入（追加）での自宅治療が可能です。

142

▶治療薬としては，安定期治療につなげる意味でもICS/LABA（ブデソニド/ホルモテロール）をまず投与し，可逆性（治療反応性）があるかどうかを確認します。具体的には（症状悪化時には受診するよう説明の上で）1〜2週間後の外来を受診してもらい，その時点での症状反応性を確認します。症状がほぼ消失，ないし相当程度改善している場合には喘息単独の可能性が高く，このままICS/LABAで治療を継続します。

▶1〜2週間後の時点で明らかな改善がみられない場合，COPDの要素を想定する必要があります。そこでICS/LABA/LAMA 3剤合剤に変更します。

▶ACOの手引きでは，軽症であってもmMRC≧2，CAT≧10であればICS＋LABA＋LAMAでの治療が推奨されています。個人的には最初から3剤処方してしまうと「あとがない」ため，2剤合剤から始めることが多いですが，このあたりは先生方のやり方，好みもあるかと思います。

症例2

70歳代，男性。2年ほど前より近医にてCOPDの疑いを指摘されていた。10日前より労作時呼吸困難，全身倦怠感あり，吸入薬での症状の改善が乏しくなってきた。昨日近医を受診した際，体温37.5℃，SpO₂ 70〜80％台であり，肺炎疑いにて本日当院紹介，入院となった。

既往歴：高血圧（バルサルタン，アトルバスタチン），脂質異常症

喫煙歴：40本/日（20歳〜現在）

飲酒歴：never

社会歴：役場勤務。ほこりの多い職場であった

接触歴：最近身近に感冒症状の人なし

家族歴：妻と2人暮らし。ペットは犬。散歩させている

アレルギー歴：なし

バイタルサイン：体温37.1℃，心拍数76回/分，血圧132/75mmHg，SpO₂ 91％（鼻カニュラ3L），呼吸数16回/分

身体所見：身長160.3cm，体重44.8kg，BMI 17.43kg/m²。mMRC 2（日課の犬の散歩ができなくなった）

頭頸部 頸静脈怒張なし

胸鎖乳突筋肥大あり，気管短縮あり，吸気時鎖骨上窩陥凹あり，口すぼめ呼吸あり

胸部 肺音減弱，心音，整。雑音なし

腹部 平坦軟，蠕動音亢進減弱なし，自発痛・圧痛なし

四肢 浮腫なし

▶症例2では40本/日×50年以上のガッツリ喫煙歴あり，身体診察上も胸鎖乳突筋肥大，気管短縮，吸気時鎖骨上窩陥凹，口すぼめ呼吸に肺音の減弱まで認められ，COPDの存在がおそらく確実でしょう。

▶こういう症例では喘息の合併を確認する必要があります。季節性や日内変動など「症状の変動性」それに「喘息の発症年齢」「アレルギー性鼻炎の有無」について丹念に聴き取り，可能であれば呼気中一酸化窒素濃度（FeNO）を測定し，血液検査では末梢血好酸球数やIgEを測定します。また，治療によって気道可逆性（$FEV_1 \geqq 12\%$ かつ $\geqq 200mL$ の変化）がみられるかどうかも確認します。

▶そうして喘息の合併が考えられるかどうかで，LAMA〜LABA/LAMAにICSを加えるかどうかを判断する必要があるのです。

▶この症例ではmMRC 2でもあり，喘息の合併が考えられれば3剤合剤でスタートすることになります。初期治療を1〜3カ月継続し，改善すればそのまま治療継続，改善に乏しければさらなる治療強化としてICS成分の増量，気管支拡張薬やLTRAの追加，さらには抗体製剤も考慮することになるでしょう。

キュート先生からのQuestion

　症例2ではCOPDを指摘されながらも無治療で経過観察され，徐々に症状が増悪し緊急入院しています。おそらく入院初期はABC〔A：antibiotics（抗菌薬），B：bronchodilators（気管支拡張薬），C：corticosteroid（ステロイド）〕治療を行い，急性期を乗り越えたら慢性期の治療を行っていくことになるのだと思います。もちろん入院中に禁煙指導や呼吸リハビリテーションなどを行いつつ，在宅調整をすることになるのでしょう。

　安定期のCOPDに対するSITT（single-inhaler triple therapy）は2024年7月現在，ビレーズトリ®とテリルジー®の2種類があります。いずれもICS/LABA/LAMAの3成分配合剤ですが，薬剤の違いやドライパウダー吸入器（dry powder inhaler；DPI）と加圧噴霧式定量吸入器（pressurized metered-dose inhaler；pMDI）のデバイスの違いがあります。本症例に喘息の要素があるとして，長尾先生は2つの薬剤の使いわけについてはどのようにお考えですか？

長尾先生からのAnswer

　ビレーズトリ®は吸気流速が低い（30L/分未満）ときにも使えますが，テリルジー®のほうが吸入手技自体は簡単なので，重症でなく高齢で複雑な手技が難しそうなときにはテリルジー®をまず使うことが多いと思います。

◀文献▶

1）　Crim C, et al：Ann Am Thorac Soc. 2015；12(1)：27-34.

2）　Crim C, et al：Respir Med. 2017；131：27-34.

3）　日本呼吸器学会 喘息とCOPDのオーバーラップ（Asthma and COPD Overlap：ACO）診断と治療の手引き第2版作成委員会，編：喘息とCOPDのオーバーラップ（Asthma and COPD Overlap：ACO）診断と治療の手引き 2023. 第2版. メディカルレビュー社，2024.

執筆：長尾大志

第3章 治療

8 喘息・COPD合併病態の治療の実際（急性期の治療について）

症例1（初診時）

70歳，男性。喘息とCOPDのオーバーラップ（asthma and COPD overlap；ACO）で在宅酸素2L/分導入されている。過去1年に2回の増悪を認め入院加療している。1週間前から咳嗽と痰，発熱を認め，症状が増悪し，体動困難となり救急外来に搬入された。喀痰は増加し，膿性痰を認める。

既往歴：60歳 高血圧，65歳 ACO

喫煙歴：40本/日（20〜60歳），10年前に禁煙

家族歴：特記すべきことはない

社会歴：65歳まで飲食店

内服歴：ビレーズトリ®エアロスフィア®，モンテルカスト10mg，アンブロキソール45mg，アムロジン®5mg

バイタルサイン：血圧157/98mmHg，脈拍数120回/分，呼吸数24回/分，体温37.3℃，SpO_2 88％（室内気）

身体所見：視診では，口すぼめ呼吸をしている。眼瞼結膜に貧血なし，眼球結膜に黄染なし。胸部 呼気時に喘鳴あり。心音，整。明らかな雑音は聴取せず。下腿浮腫なし

血液検査：白血球1万900/μL（好中球81.3％，好酸球0.9％，好塩基球0.2％，単球8.3％，リンパ球9.3％），赤血球440万/μL，Hb 14.1g/dL，Ht 40.1％，血小板17.1万/μL，TP 6.2g/dL，Alb 3.5g/dL，総ビリルビン0.3mg/dL，AST 16U/L，ALT 13U/L，LD 163U/L，BUN 10mg/dL，Cr 0.72mg/dL，eGFR 84.24L/分/1.73m², Na 122mEq/L，K 4.1mEq/L，Cl 90mEq/L，CRP 7.25mg/dL，随時血糖130mg/dL，動脈血ガス pH 7.439，$PaCO_2$ 35.7mmHg，PaO_2 67.0mmHg，HCO_3^- 23.8mmol/L，BE －0.5mmol/L

胸部X線：横隔膜の平坦化や肺野の透過性亢進は認めるが，新規の浸潤影は認めない（図1）

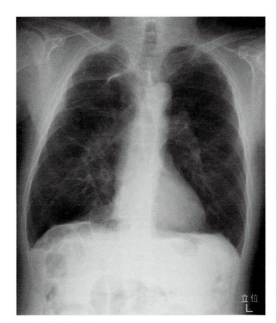

図1　胸部X線

▶ACOとして外来フォロー中の患者が，急性の呼吸器症状の増悪で受診した症例です。

1. ACOの増悪の定義と重症度

▶『喘息とCOPDのオーバーラップ（Asthma and COPD Overlap：ACO）診断と治療の手引き 2023』（以下，ACOの手引き）では，ACOの増悪を「安定期よりも呼吸困難の増加，喘鳴の出現，咳や喀痰の増加などを認め，安定期の治療の変更（全身性ステロイド・抗菌薬の投与など）が必要となる状態をいう。ただし，他疾患（肺炎，心不全，気胸，肺血栓塞栓症など）が先行する場合を除く」と定義しています[1]。

▶ACO増悪の程度は，COPDの増悪の程度に準じて，軽度増悪〔短時間作用性気管支拡張薬（short-acting bronchodilators；SABDs）のみで対応が可能〕，中等度増悪（SABDsに加え，抗菌薬あるいは全身性ステロイド投与が必要な場合），重度増悪（救急外来受診あるいは入院を必要とする場合）の3つに分類します（**表1**）[2]。

表1 増悪の重症度

軽度増悪	SABDsのみで対応可能な場合
中等度増悪	SABDsに加え，抗菌薬あるいは全身性ステロイド投与が必要な場合
重度増悪	救急外来受診あるいは入院を必要とする場合

（文献2より転載）

症例に対するアセスメント

▶本症例は，ACOで安定期に吸入ステロイド（inhaled corticosteroid；ICS）／長時間作用性β_2刺激薬（long-acting β_2-agonist；LABA）／長時間作用性抗コリン薬（long-acting muscarinic antagonist；LAMA）を含めた治療で管理中の患者が，1週間前の急性の咳嗽と痰，呼吸困難，発熱で受診しました。血液検査ではCRP 7.25mg/dLと炎症反応の上昇を認め，胸部X線では肺炎や気胸を認めず，心不全徴候なども認めません。よって，ACOの増悪と診断しました。

▶また，救急外来を受診しており，重度増悪と判断しました。

2. ACO増悪に対する薬物治療

▶ACO増悪時の対応については明確な指針やエビデンスがありません。ここでは，ACOの手引きに記載された治療を述べます[1]。

▶軽度増悪に対しては，短時間作用性β_2刺激薬（short-acting β_2-agonist；SABA）吸入を行います。

▶SABAで改善に乏しい場合，すなわち中等度以上の増悪では，ステロイドの全身投与を

行います。

▶ ステロイドの投与量は，喘息コンポーネントの増悪であれば，初回量はベタメタゾン4〜8mgあるいはデキサメタゾン6.6〜9.9mgを必要に応じ6時間ごとの点滴静注と示されています。

▶ aspirin-exacerbated respiratory disease（AERD，アスピリン喘息）の可能性がないことが判明している場合は，ヒドロコルチゾン200〜500mg，またはメチルプレドニゾロン40〜125mgとし，以降はヒドロコルチゾン100〜200mg，またはメチルプレドニゾロン40〜80mgを必要に応じて4〜6時間ごとの点滴静注と示されています。プレドニゾロン0.5mg/kgの経口も可能です。

▶ 一方，慢性閉塞性肺疾患（chronic obstructive pulmonary disease；COPD）コンポーネントの増悪では，プレドニゾロン換算30〜40mg/日の5〜7日投与を行います。

▶ またCOPDの場合，増悪の原因として，ウイルスや細菌感染の重要性が指摘されています。喀痰の膿性化が認められる場合には，細菌感染の可能性を考慮し，抗菌薬の投与が推奨されます。しかし，これらの対応についても，ACOに関してはまだエビデンスはありません。

▶ インフルエンザや新型コロナウイルス感染症（COVID-19）の合併が判明した場合は，抗ウイルス薬の投与も検討します。

▶ 前述のように喘息コンポーネントの増悪が主体と考えた場合は通常，全身性ステロイドの投与量がより多く必要となります。

▶ COPDコンポーネントの増悪か，喘息コンポーネントの増悪かの判断は非常に困難であり，両者をわける明確な基準はありません。喘息コンポーネントの要素が強いと考えた場合は，投与量が多い喘息の治療に準じてステロイドの投与を行うほうが無難と考えられます。

3. 酸素療法，換気補助療法

▶ 低酸素血症を認める場合は，酸素投与が必要となります。

▶ 重症度によってはもともと高二酸化炭素血症を認め，II型呼吸不全に至っている場合があり，換気補助療法を検討します。筆者は，表2のCOPDにおける非侵襲的陽圧換気の適応を参考にして，ACOにおける換気補助療法の実施を決めるようにしています[2]。

表2 COPDにおける非侵襲的陽圧換気（noninvasive positive pressure ventilation；NPPV）の適応（1項目以上）

1. 呼吸性アシドーシスを伴う高二酸化炭素血症（pH≦7.35かつ$PaCO_2$≧45Torr）
2. 呼吸補助筋の使用，腹部の奇異性動作，肋間筋の陥没などの呼吸筋疲労 and/or 呼吸仕事量増加を示唆する重度の呼吸困難
3. 酸素療法で改善しない持続性の低酸素血症

（文献2より転載）

症例に対するアセスメント

▶ 本症例は，発熱，咳嗽，膿性痰，CRP上昇があり，気道感染に伴うCOPDコンポーネントの増悪として，COPD増悪に準じた治療を行う方針としました。

▶ 喘鳴と低酸素血症があり，ベネトリン（SABA）の吸入と同時に，ステロイドの全身性投与も行う方針としました。まずは，メチルプレドニゾロン40mg/日の投与を開始しました。その後も，低酸素血症が持続するため入院加療とする方針となりました。入院後は，メチルプレドニゾロン40mg/日を1日1回，ベネトリンの吸入を1日4回で継続しました。

▶ 喀痰の膿性化もあり，COPD増悪に準じて抗菌薬を併用する方針としました。喀痰のグラム染色で肺炎球菌を疑うグラム陽性双球菌を認め，抗菌薬はセフトリアキソンを選択しました。

▶ 動脈血ガスではCO_2貯留はありませんので，通常の酸素療法で対応しました。

▶ 1週間程度で呼吸状態と全身状態は改善し，自宅退院となりました。

▶ COPDコンポーネントの増悪か，喘息コンポーネントの増悪かの判断は困難ですが，筆者の場合は，この症例のように気道感染の要素が強い場合は，COPDコンポーネントの増悪として治療することが多いです。COPD増悪は気道感染が契機であることが多く，気道感染を認める場合には，多くの量や長い期間のステロイド投与はしたくないためです。ただし，このプラクティスに，エビデンスはありません。個々の症例ごとに全体像を見て判断していく必要があります。

症例2（初診時）

65歳，男性。ACOで在宅酸素1L/分導入されている。数日前に，エアコンの冷気を吸った後から呼吸困難を認め，呼吸器内科外来を受診した。普段から寒暖の差ですぐに呼吸困難を認める。

既往歴：喘息，COPD

喫煙歴：50本/日（20〜60歳）

家族歴：特記すべきことはない

社会歴：65歳まで飲食店

内服歴：テリルジー®100，モンテルカスト10mg，アンブロキソール45mg

バイタルサイン：血圧145/85mmHg，脈拍数100回/分，呼吸数22回/分，体温36.5℃，SpO_2 97%（酸素1.25L/分）

身体所見：眼瞼結膜に貧血なし，眼球結膜に黄染なし。胸部 呼気時に喘鳴あり，呼気の延長を伴う。心音，整。明らかな雑音は聴取せず。下腿浮腫なし

血液検査：白血球6800/μL（好中球74.3%，好酸球5.0%，好塩基球0.4%，単球5.7%，リンパ球15.4%），赤血球466万/μL，Hb 14.1g/dL，Ht 45.3%，血小板22.4万/μL，TP 6.8g/dL，Alb 3.9g/dL，総ビリルビン0.3mg/dL，AST 25U/L，ALT 19U/L，

LD 174U/L, BUN 10mg/dL, Cr 0.61mg/dL, eGFR 96.87L/分/1.73m^2, Na 141mEq/L, K 4.5mEq/L, Cl 103mEq/L, CRP 0.15mg/dL, 随時血糖 102mg/dL

胸部X線：新規の浸潤影は認めない（図2）

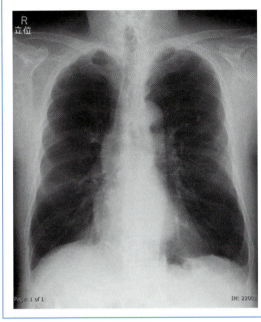

図2　胸部X線

症例に対するアセスメント

▶ 本症例は，ACOで安定期にICS/LABA/LAMAを含めた治療で管理中に，冷気の吸入を契機とした数日前からの呼吸困難を認め，呼吸器内科外来を受診しました。発熱はなく，聴診所見では喘鳴を認め，血液検査では炎症反応の上昇は認めず，胸部X線では肺炎や気胸を認めず，心不全徴候なども認めません。よって，ACOの増悪と診断しました。

▶ 今回は，エアコンの冷気の吸入を契機とした呼吸困難と喘鳴が中心であり，発熱やCRPの上昇など，気道感染の徴候はありませんでした。白血球分画でも，末梢血好酸球数の上昇（340/μL）を認めます。したがって，喘息コンポーネントの増悪と判断しました。

▶ 酸素化も普段と変わらず，中等度増悪として外来治療可能と判断し，プレドニゾロン30mg/日を5日間処方しました。

▶ 1週間後の外来フォローアップでは，患者の症状は軽快しており，喘鳴も消失していました。

キュート先生からのQuestion

確かに中島先生のお考えの通り，喘息コンポーネントの増悪が主体か，COPDコンポーネントの増悪が主体か判断しにくい場面も多いですよね。症例1は発熱・咳嗽・

膿性痰・CRP上昇があり，気道感染に伴うCOPDコンポーネントの増悪と考えることは，私も理解できました。特に喀痰の膿性化があり，グラム染色でもグラム陽性双球菌を認めたため，抗菌薬を含めたABC治療が行われました。ただ，COPD増悪は原因がわからない場合や，ウイルス感染がメインで喀痰の増加や膿性化，グラム染色や培養でも何も検出されないこともしばしばあります。SABAや全身性ステロイドは喘息の増悪でも選択されますが，抗菌薬の投与に関してはどのように考えればよいですか？

中島先生からのAnswer

　ACO増悪における抗菌薬投与に関する定まった指針はありません。よって，私は，COPD増悪時の抗菌薬使用の考え方に準じるようにしています。『COPD診断と治療のためのガイドライン2022』を参考に，ACOにおいても，「喀痰の膿性化」「CRP陽性例」「人工呼吸管理使用例などの重症例」で，私は抗菌薬投与を考慮しています。

　また，胸部画像検査（X線あるいはCT）で肺炎像がある場合は，「肺炎」として抗菌薬の投与を考慮します。細菌性肺炎であっても，グラム染色や培養検査で起炎菌がわからないことは少なくありません。

　よって，まとめると，①喀痰の性状，②CRP値，③増悪の重症度，④胸部画像検査における肺炎像の有無，から総合的に判断して抗菌薬の投与を決定しています。ただし，インフルエンザやCOVID-19の流行期で，抗原検査や臨床像から「明らかに感染がウイルス単独」と考える場合は，これらの所見があっても，抗菌薬は投与せず，SABAとステロイドのみとしたり，抗ウイルス薬を併用したりすることがあります。

◀文献▶

1) 日本呼吸器学会喘息とCOPDのオーバーラップ（Asthma and COPD Overlap：ACO）診断と治療の手引き第2版作成委員会，編：喘息とCOPDのオーバーラップ（Asthma and COPD Overlap：ACO）診断と治療の手引き 2023. 第2版. メディカルレビュー社, 2024.

2) 日本呼吸器学会COPDガイドライン第6版作成委員会，編：COPD診断と治療のためのガイドライン2022. 第6版. メディカルレビュー社, 2022.

執筆：中島　啓

第3章　治療

9 喘息・COPD 合併病態の治療の実際（非薬物治療・酸素療法含む）

症例

76歳，男性。喘息の既往と重喫煙歴（40本/日×40年）あり。新型コロナウイルス感染症（COVID-19）を契機に呼吸器系の症状の増悪のために入院し，全身性ステロイド，酸素療法などの治療を受けた。COVID-19治療開始から10日目に全身性ステロイドが終了となった。同17日目に慢性閉塞性肺疾患（chronic obstructive pulmonary disease；COPD）および喘息の安定期治療のため，また呼吸リハビリテーションのために療養型病院へ転院となった。現在，安静時2L/分，労作時4L/分の酸素投与が必要な状態である。40歳の頃に喘息を指摘されたことがあるが，経過観察のみであり，詳細不明。

既往歴：38歳 喘息，55歳 高血圧，68歳 脂質異常症

内服歴：エナラプリル，ロスバスタチン

家族歴：特記すべきことはない

社会歴：65歳まで大学の事務職員

転院時バイタルサイン：血圧128/70mmHg，呼吸数24回/分，脈拍数92回/分，SpO_2 90%（室内気）

身体所見：視診では胸郭は樽状であり，口すぼめ呼吸がみられる。呼気は延長している。両肺の呼吸音が減弱，rhonchi著明。心音，整。両下腿に軽度pitting edemaあり。身長165cm，体重40kg（BMI 14.7kg/m²）

血液検査：白血球5200/μL（好中球71.9%，好酸球7.0%，好塩基球0.7%，単球2.7%，リンパ球17.7%），赤血球508万/μL，Hb 15.2g/dL，Ht 47%，血小板31万/μL，TP 5.2g/dL，Alb 2.8g/dL，総ビリルビン0.8mg/dL，AST 40U/L，ALT 25U/L，LD 222U/L，BUN 7.4mg/dL，Cr 0.49mg/dL，eGFR 122.6L/分/1.73m²，Na 131mEq/L，K 4.0mEq/L，Cl 101mEq/L，Ca 8.4mg/dL，CRP 0.31mg/dL，総コレステロール204mg/dL，随時血糖121mg/dL，HbA1c 5.8%，IgE 880IU/mL

スパイロメトリー：FVC 3.48L，%FVC 105.8%，FEV_1 0.72L，%FEV_1 26.4%，FEV_1%（G）20.69%，サルブタモール吸入後のFEV_1は0.98L（気道可逆性あり）

▶COVID-19によって増悪がみられた喘息とCOPDのオーバーラップ（asthma and COPD overlap；ACO）の症例です。疾患自体については転院時点でまだ無治療ですが，COVID-19に対する全身性ステロイドによってACOの増悪はひとまず鎮静化していると言えるでしょう。

▶スパイロメトリーで1秒率（FEV_1/FVC）が20.7%と閉塞性換気障害の定義である70%を下回っていることと，重喫煙歴からCOPDの存在が疑われます。また，気道可逆性が

あること〔短時間作用性β_2刺激薬（short-acting β_2-agonist；SABA）吸入後1秒量が36％かつ260mL改善〕から，喘息の存在が考えられます。

▶以上から，本症例はACOの診断基準を満たします（1章3参照）。喘息とCOPDがそれぞれどのくらい影響しているかという配分は神のみぞ知るといったところですが，全身性ステロイド投与後にもかかわらず末梢血好酸球比率が7.0％と高いことから，喘息増悪の要因のほうが強いかもしれません。

1. 吸入療法

▶本症例では，まず吸入ステロイド（inhaled corticosteroid；ICS）／長時間作用性β_2刺激薬（long-acting β_2-agonist；LABA）の吸入を開始しました。

▶高齢者でドライパウダー吸入器（dry powder inhaler；DPI）の手技が難しかったことから，加圧噴霧式定量吸入器（pressurized metered-dose inhaler；pMDI）によるフルチカゾン／ホルモテロール（フルティフォーム®）の吸入を開始しました（※フルティフォーム®は気管支喘息にのみ適応）。

▶薬剤師による吸入指導を行ったものの，スペーサー（吸入補助具）があるほうがしっかりと吸入できることから，エアロチャンバープラス®を用いてフルティフォーム®1回4吸入，1日2回を継続しました。

▶吸入療法のみで症状のコントロールが難しい場合，末梢血好酸球数とIgEが高いことから，本症例では生物学的製剤（3章1参照）を導入してよいでしょう。

2. 呼吸リハビリテーションの適用

▶本症例のように重度の呼吸不全を持った患者は，呼吸困難のために身体的な活動を避けようとします。それだけでなく，家族や知り合い，場合によっては医師までもが「無理して動くのはよくない」という理由で，身体活動性を制限してしまいます。

▶当然ながら，フレイルの患者の運動量が減りサルコペニアに陥ることで，寝たきりを助長してしまうリスクが高くなります。呼吸筋はさらに疲労し，呼吸困難が強くなっていく負の循環に陥ってしまいます。

▶こうした悪循環を断ち切るために，下肢筋力トレーニングを主体とした呼吸リハビリテーションが適用されます。

▶本症例ではCOPDで適用される呼吸リハビリテーションプログラムを導入しました（3章3参照）。

▶COPDにおいて呼吸リハビリテーションのエビデンスは確立されていますが，喘息においてはそれほど多くのエビデンスがありません。

▶理由のひとつとして，現代における喘息は，多くがICSによってコントロールされた状態にあり，呼吸リハビリテーションを行うほどの身体脆弱性がないためでもあります。

▶それでもなお，コクランレビューにおいては喘息における呼吸リハビリテーション終了時の6分間歩行距離の改善は79.8m（95％信頼区間66.5〜93.1；5研究，529人）とされており，運動耐用能に対する一定の効果がみられています[1]。

▶他方，ACOにおいては6週間の呼吸リハビリテーションプログラムが，身体機能，健康関連QOL，BODE指数を有意に改善することが報告されています[2]。

▶ACOに対する長期の呼吸リハビリテーションプログラムでは，6カ月を評価した小規模な臨床試験がありますが，過体重あるいは肥満におけるBODE指数や呼吸困難の改善が観察されているのみで[3]，BMIが極度に低いACOにおいてエビデンスは示されていません。

▶本症例はACOではあるものの，肺機能上％FEV_1 26.4％とGlobal Initiative for Chronic Obstructive Lung Disease（GOLD）4期のCOPDでもあることから，過去に積み上げられたCOPDのエビデンスを外挿しても問題ないと考えます。

3. 振動式呼気陽圧（OPEP）デバイス

症例の続き

呼吸リハビリテーション時に，喀痰が多いことを理学療法士から指摘された。体位ドレナージやハッフィングなどの胸部理学療法を適宜行っても，夜間の喀痰が多く睡眠が障害される状態にあった。

▶呼吸器疾患の喀痰症状に対して，アンブロキソールなどの去痰薬を用いることがありますが，根本的な解決にならないことが多いのが現状です。

▶本症例では非薬物療法である振動式呼気陽圧（oscillating positive expiratory pressure；OPEP）デバイスを用いました。これは，気道からの分泌物の除去を助けるために，呼気陽圧（positive expiratory pressure；PEP）を適用する装置のことです。

▶いくつか入手可能な製品がありますが（**図1・2，表1**），抵抗器が呼気に振動を与えることで，呼気と振動の相加作用で気管支末端の気道分泌物を喀出しやすくなります。

▶ラングフルート®は，検査用のもの（ラングフルート®ECOなど）とOPEP（ラングフルート®・セラピューティック）の複数ラインナップがあります。検査用のものは，結核疑いの患者向けの排痰誘発として，処置項目「J115-2排痰誘発法」にて1日につき44点で保険収載されており，洗浄・消毒しながら日々使用するOPEPとは性質が異なります。

▶気道クリアランスが高まることで，COPD[4, 5]，気管支拡張症[6, 7]，非結核性抗酸菌症[8]などで喀痰症状の軽減やQOL改善につながります。閉塞性肺疾患は夜間に気道分泌物が貯留して睡眠障害に直結するため，夜間の喀痰症状が強い患者にはよい適応になるでしょう。

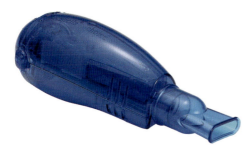

図1 アカペラ™チョイスブルー
(スミスメディカル・ジャパンより許諾を得て掲載)

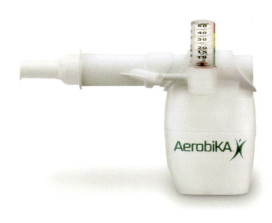

図2 エアロビカ®
(原田産業より許諾を得て掲載)

表1 代表的なOPEP

製品名	用途	再利用	取り扱い
アカペラ™チョイス	患者の気道へ呼気陽圧の振動刺激を与え，換気を改善する	消毒して再利用可	スミスメディカル・ジャパン
エアロビカ®	患者の気道へ振動刺激を与え，換気を改善する	消毒して再利用可(マノメーターは消毒しないこと)	原田産業
PARIオーペップ	患者に刺激を与え，換気を改善する非能動型装置	洗浄・消毒して再利用可	村中医療器
バイブラペップ®(VibraPEP®)	患者の気道に呼気陽圧および気流振動の刺激を与え，排痰を促進して換気を改善する	消毒して再利用可	カフベンテックジャパン
ラングフルート®・セラピューティック	患者の気道および肺に刺激を与え排痰を促進し，換気を改善する	洗浄して再利用可〔ただし，個人用として通常20～30回(毎日使用した場合，約2週間)でリード交換が必要〕	アコースティックイノベーションズ

(筆者作成)

▶OPEPデバイスの問題点は，知名度が低いことと，洗浄・消毒に手間を要することです。
知名度が低い理由は，欧米ほどOPEPなどの家庭用医療器具が発展していないことが原

因で，エビデンスがそろっているデバイスであっても多くの呼吸器疾患の患者が恩恵を受けられていない現状があります．洗浄あるいは消毒が必要ですが，家事などの日常のルーチンワークに落とし込めば十分可能です．

▶ 通常は，卸を通して購入しますが，中にはネット通販サイトで購入できるものもあります．

▶ 本症例についてはOPEPデバイスを適用することで，3日後には日中の喀痰排出がスムーズに促され，夜間の喀痰症状が軽減し，1週間後の肺機能検査において1秒量が200mL以上改善しました．

4. 在宅酸素療法・在宅ハイフローセラピー〔高流量鼻カニュラ酸素療法（HFNC）〕

症例の続き

午前中に呼吸困難が悪化し，午後は活動性が低下してしまうことを懸念していると本人より相談があった．服薬アドヒアランスは良好で，吸入手技も問題はない．安静時臥床時の動脈血液ガス分析（室内気）は，pH 7.38, $PaCO_2$ 51mmHg, PaO_2 52mmHg, HCO_3^- 23mEq/Lである．安静時2L/分の酸素を吸入している状態である．在宅酸素療法に向けてのプランニングを検討している．

▶ 安定期に入っても安静時に鼻カニュラ2L/分の酸素療法が必要であるとするなら，在宅酸素療法の契約は必須です．当該患者は労作時4L/分の酸素療法を適用されていました．日中の活動性が阻害されており，呼吸困難が強いⅡ型呼吸不全である場合，在宅高流量鼻カニュラ酸素療法（high flow nasal cannula；HFNC）の導入を検討してもよいかもしれません．

▶ 在宅HFNCはCOPD患者のうち，安定した病態にある退院患者に適用されます．

▶ 在宅ハイフローセラピー指導管理料の算定要件にある対象COPD例は以下の通りです．

ア：呼吸困難，去痰困難，起床時頭痛・頭重感等の自覚症状を有すること
イ：在宅酸素療法を実施している患者であって，次のいずれかを満たすこと
（イ）在宅酸素療法導入時または導入後に動脈血二酸化炭素分圧45mmHg以上55mmHg未満の高二酸化炭素血症を認めること
（ロ）在宅酸素療法導入時または導入後に動脈血二酸化炭素分圧55mmHg以上の高二酸化炭素血症を認める患者であって，在宅人工呼吸療法が不適であること
（ハ）在宅酸素療法導入後に夜間の低換気による低酸素血症を認めること（終夜睡眠ポリグラフィーまたは経皮的動脈血酸素飽和度測定を実施し，経皮的動脈血酸素飽和度が90％以下となる時間が5分間以上持続する場合または全体の10％以上である場合に限る）

- 本症例は上記「ア」と「イの（イ）」を満たしています。
- これ以上の高二酸化炭素血症であっても，侵襲性換気などの在宅人工呼吸療法が不適であればHFNCを選択してよいと考えられます。
- 労作時の酸素流量の多さや呼吸困難症状の悪化がハードルとなり，退院後自宅に閉じこもりがちになりやすいことから，夜間 $PaCO_2$ を抑え，日中の呼吸困難の改善が期待できる在宅HFNCを導入しました（図3）。

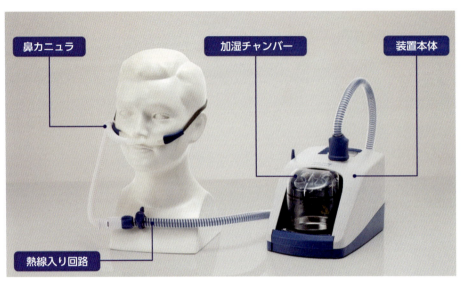

図3 myAIRVO™2システム　　　　　　　　　　　（帝人ヘルスケアパンフレットより引用）

- COPDにおける在宅HFNCは，増悪を減らします[9]。24時間絶えず装着するわけではなく，日中は在宅酸素療法，夜間はHFNCという使いわけによって日中の活動性を増すことも可能です。
- COPD増悪リスク軽減において，在宅HFNCは非侵襲性換気と遜色ない結果であり，QOLに関してはむしろアドバンテージさえあるとされています[10]。
- 在宅酸素療法と在宅侵襲性換気の適応のはざまに落ち込んでしまうような症例は，これまでなかなか在宅の道が開かれておらず，療養型病院で長期間生活することが多かったのですが，在宅HFNCによって呼吸不全患者の一部が自宅で生活できるようになると期待されています。

5. 医療費の自己負担額の軽減

- 患者が支払う医療費を低く抑えることは「治療」ではありませんが，患者にとって適切なケアを提供できる土壌を整えることは重要です。
- 必要な福祉用具などは退院前にそろえておく必要があります。患者，患者家族，ケアマネジャーと話し合いを持ちながら決めていきましょう。

▶介護保険サービスだけでなく，高額療養費制度や高額医療・高額介護合算療養費制度を利用することで費用負担を軽減できるため，適切な制度を利用できるよう先回りしておくことも重要です（**表2**）。

▶可能であれば，障害者手帳も申請しておきたいところです。日常生活用具の給付，交通機関の割引，確定申告時の障害者控除の利用などは，間接的な補助となります。地域によっては3級であっても医療費の助成が受けられる自治体があります。ちなみに，呼吸機能障害において2級は存在しません。

表2 当該患者が必要な各種補助

介護保険サービス	①市区町村窓口／地域包括支援センターに連絡 ②要介護認定の申請をする 　・申請書 　・申請書に主治医の名前・病名を記入 　・介護保険被保険者証 ③ケアマネジャーの訪問調査 ④申請結果を確認 ⑤地域包括支援センターもしくは事業所へ連絡 ⑥ケアプランの作成 ⑦サービス事業者と契約
高額療養費制度	①各市区役所保険年金課に申請。75歳以上の場合，高額療養費支給申請書，後期高齢者医療被保険者証が必要 ②後期高齢者医療被保険者証を提示すると窓口負担が自己負担上限額までになる
高額医療・高額介護合算療養費制度	医療保険と介護保険における1年間の医療保険と介護保険の自己負担の合算額が著しく高額であった場合に，自己負担額を軽減する制度 ①市区町村に「支給申請書兼自己負担額証明書交付申請書」を提出 ②市区町村から介護自己負担額証明書が送られてくる ③介護自己負担額証明書を添えて被用者保険に提出 ④被用者保険が市区町村へ支給額を連絡
障害者手帳	①福祉事務所または市役所の所定窓口で交付申請書等を取得 ②指定医を受診し，診断書を書いてもらう ③自治体の窓口に交付申請書と診断書を提出する ④判定後障害等級が決定する（1〜4カ月）

(筆者作成)

キュート先生からのQuestion

　本症例はPaO$_2$ 52Torrと慢性呼吸不全の定義を満たします。ただ，リハビリテーション転院の場合，これからの「伸びしろ」に期待している患者も少なくありません。酸素の流量を下げられたり，ADLが大幅に改善したりすることを期待している場合もあると思います。本症例ではどのタイミングで「呼吸器機能障害」の身体障害者の認定手続きをとるのが妥当とお考えでしょうか。

倉原先生からのAnswer

　身体障害者手帳の障害認定は，ケアから一定期間経過した後の「安定期」に申請するのが一般的です。呼吸器機能障害の場合，固定の判定は通常3カ月です。本症例は喘息合併例であり，吸入薬の継続によって中長期的に改善に向かう可能性があるものの，この水準での在宅酸素療法離脱は困難であると予想されます。

　とは言え，患者のこの先の人生がネガティブにならず前向きになれるよう配慮しなければいけません。障害者という言葉をお伝えすることでマイナスイメージを持たれる方が多いですが，多くのサービスを受けることができる権利である側面を上手に伝えることで受容頂けると考えています。

◀文献▶

1) Osadnik CR, et al：Cochrane Database Syst Rev. 2022；8(8)：CD013485.

2) Orooj M, et al：Oman Med J. 2020；35(3)：e136.

3) Huivaniuk O, et al：J Med Life. 2022；15(2)：196-201.

4) Alghamdi SM, et al：Thorax. 2020；75(10)：855-63.

5) Alghamdi SM, et al：Thorax. 2023；78(2)：136-43.

6) Livnat G, et al：ERJ Open Res. 2021；7(4)：00426-2021.

7) Kim SR, et al：Front Med (Lausanne). 2023；10：1159227.

8) Kurahara Y, et al：J Infect Chemother. 2024；30(8)：780-4.

9) Nagata K, et al：Am J Respir Crit Care Med. 2022；206(11)：1326-35.

10) Pitre T, et al：Respir Care. 2024：respcare.11805.

執筆：倉原　優

索引

記号

β_2刺激薬 107

数字

0.1％アドレナリン 97
2型炎症 86

欧文

A

ABC治療 124
ABE分類 104, 106
ABPA (allergic bronchopulmonary aspergillosis) 2
ACO (asthma and COPD overlap) 15, 48, 61, 130, 137,
　141, 145, 151
　──安定期の薬物治療 130
　──の増悪 137
　──の治療管理目標 130
AERD (aspirin-exacerbated respiratory disease) 6,
　96
antibiotics 124

B

BE (bronchiectasis) 21, 22
BO (bronchiolitis obliterans) 21, 23
bronchodilators 124

C

coarse crackles 30, 36
COPD (chronic obstructive pulmonary disease) 9,
　15, 21, 33, 48, 55, 97, 104, 122, 130, 137, 151
　──コンポーネント 147
　──の管理目標 104
　──の死因 122
　──の増悪 122
corticosteroids 125
COVID-19 115, 135, 151

D

difficult-to-treat asthma 4
D$_{LCO}$ 39

D

DPB (diffuse panbronchiolitis) 21
DPI (dry powder inhaler) 103

E

ECMO (extracorporeal membrane oxygenation)
　100
EGPA (eosinophilic granulomatosis with
　polyangiitis) 2
EIA (exercise-induced asthma) 6
EPAP (expiratory positive airway pressure) 101

F

FeNO 40, 63
fine crackles 30

G

GERD (gastroesophageal reflux disease) 20, 25, 122

H

HFNC (high flow nasal cannula) 155
HOT (home oxygen therapy) 114, 128, 140

I

ICS (inhaled corticosteroid) 50, 69, 73, 130, 133, 140,
　141, 146, 152
　──／LABA 111, 141, 142, 143
　──／LABA／LAMA 111, 142, 143, 149
iNOS (inducible nitric oxide synthase) 40
IPAP (inspiratory positive airway pressure) 101
IPPV (intermittent positive pressure ventilation) 100

J

Johnsonの分類 50

L

LABA (long-acting β_2-agonist) 50, 71, 73, 110, 133, 140,
　141, 146, 152
　──／LAMA 106, 110, 142
LABDs (long-acting bronchodilators) 109
LAM (lymphangioleiomyomatosis) 21, 23
LAMA (long-acting muscarinic antagonist) 50, 71,
　73, 110, 133, 140, 141, 146
LBM (lean body mass) 117
LTOT (long term oxygen therapy) 114, 128, 140

159

LTRA (leukotriene receptor antagonist) *74, 133, 141*

N

NPPV (non invasive positive pressure ventilation) *100, 126*

NSAIDs過敏喘息 *2, 6, 96, 97*

O

OCS (oral corticosteroid) *69, 71*

OPEP (oscillating positive expiratory pressure) *153*

P

pack-years *56*

pMDI (pressurized metered-dose inhaler) *96, 103, 152*

R

RSウイルスワクチン *115*

S

SABA (short-acting β_2-agonist) *96, 125, 137, 138, 141, 146*

SABDs (short-acting bronchodilators) *109*

SAMA (short-acting muscarinic antagonist) *99, 125, 141*

SARS-CoV-2 *115*

SBS (sinobronchial syndrome) *21, 22*

severe asthma *4*

SITT (single-inhaler triple therapy) *133, 144*

SpO$_2$ *44*

SRT (sustained released theophylline) *74*

W

wheezes *29, 36, 50*

和文

あ

アクリジニウム *109*

アスピリン喘息 *6, 96, 97*

アテキュラ® *92, 134*

アトピー型喘息 *3*

アトロベント® *99*

アドエア® *111*

アノーロ® *110, 112*

アミノフィリン *98*

アレルギー *133*

　　──性気管支肺アスペルギルス症 *2*

　　──マーチ *2*

い

イプラトロピウム *99*

インダカテロール *110*

インフルエンザワクチン *114, 135*

胃食道逆流症 *20, 25, 122*

医療費 *156*

う

ウメクリジニウム *109, 110, 111*

ウルティブロ® *110, 112*

運動誘発喘息 *6*

え

エアロチャンバープラス® *152*

エクリラ® *109*

エナジア® *73, 92, 134, 135*

エンクラッセ® *109*

栄養療法 *116*

お

オーキシス® *110*

オピオイド *118*

オマリズマブ *75*

オルベスコ® *91*

オロダテロール *110*

オンブレス® *110, 112*

か

加圧噴霧式定量吸入器 *96, 103, 152*

加熱式タバコ *33*

喀痰細胞診 *43*

喀痰調整薬 *112, 141*

換気血流比 *13*

換気補助療法 *135, 147*

間欠的陽圧換気 *100*

き
キプレス® *91, 92, 135*
気管支拡張症 *21, 22*
気管支拡張薬 *124*
気管支喘息 *1, 15*
気腫型COPD *10*
気腫性病変 *12*
気道可逆性試験 *38*
喫煙 *33, 116, 143*
　──指数 *56*
吸気気道陽圧 *101*
吸入ステロイド *50, 69, 130, 140, 141, 146, 152*
吸入デバイス *103*
吸入療法 *152*
去痰薬 *112, 125*
胸部X線 *42*

く
クラリス® *113*
グリコピロニウム *109, 110, 111*

け
経口ステロイド *69, 71*
経皮的動脈血酸素飽和度 *44*
血清抗原特異的IgE抗体検査 *64*

こ
呼気一酸化窒素濃度 *40*
呼気気道陽圧 *101*
呼吸リハビリテーション *113, 135, 152*
抗菌薬 *124, 139, 150*
抗コリン薬 *107*
抗不安薬 *118*
好酸球性肉芽腫性血管炎 *2*
拘束性換気障害 *38*
高調性連続性副雑音 *29*
高流量鼻カニュラ酸素療法 *155*
高齢者喘息 *7*

混合性換気障害 *38*

さ
サルタノール® *96*
サルメテロール *110, 111*
採血 *44*
在宅酸素療法 *114, 128, 140, 155*
在宅ハイフローセラピー *155*
酸素投与 *126*
酸素療法 *99, 135, 147*

し
シーブリ® *109*
シムビコート® *111*
シングレア® *91*
修正MRC（mMRC）スケール *34*
終末期のCOPD *118*
重症喘息 *4, 86*
除脂肪体重 *117*
症状コントロール *67*
新型コロナウイルス感染症 *115, 135, 151*
心尖拍動 *36*
振動式呼気陽圧 *153*

す
ステロイド *125, 147*
ストライダー *24*
スピオルト® *110, 112*
スピリーバ® *92, 109, 112*

せ
セフトリアキソン *125, 139*
セレベント® *110*
生物学的製剤 *74, 86*
全身性ステロイド *96, 139*
喘息 *1, 15, 21, 27, 48, 54, 67, 97, 130, 141, 151*
　──安定期の長期管理薬 *69*
　──コンポーネント *147*
　──とCOPDのオーバーラップ *15, 48, 61, 130, 137,*
　141, 145, 151

161

──の管理目標 67
──の急性増悪 28
──の重症度 68
──の診断アルゴリズム 55
──発作 94
──を疑うときの問診チェックリスト 28, 54
喘鳴 142

そ
ソル・メドロール® 97, 139
ゾレア® 75

た
体外式膜型人工肺 100
樽状胸郭 35
短時間作用性気管支拡張薬 109
短時間作用性抗コリン薬 99, 125, 141
短時間作用性β₂刺激薬 96, 137, 146

ち
チオトロピウム 109, 110
治療ステップ 80
長時間作用性気管支拡張薬 109
長時間作用性抗コリン薬 50, 71, 133, 140, 141, 146
長時間作用性β₂刺激薬 50, 71, 133, 140, 141, 146, 152

つ
ツロブテロール 110

て
テオドール® 91, 92, 113, 135
テオフィリン 74, 98, 107, 111, 141
テゼスパイア® 79
テゼペルマブ 79, 86, 89
テリルジー® 73, 92, 111, 113, 134, 135, 144
デキサメタゾン 96
デュピクセント® 78
デュピルマブ 78, 89

と
トータルペイン 118
ドライパウダー吸入器 103

な
難治性喘息 4, 86

に
入院 127

ぬ
ヌーカラ® 76

ね
ネオフィリン® 98

は
ばち指 36
バイオマーカー 61, 88
パルスオキシメーター 44
肺炎球菌ワクチン 114, 135
肺機能検査 37
曝露因子 58

ひ
びまん性汎細気管支炎 21
ビベスピ® 110
ビランテロール 110, 111
ビレーズトリ® 73, 111, 113, 135, 144
ピークフロー 37
非アトピー型喘息 3
非気腫型COPD 10
非侵襲的陽圧換気 100, 126
肥満関連喘息 7

ふ
ファセンラ® 77
フーバー徴候 35
フルチカゾン 111
──/ホルモテロール 152
フルティフォーム® 152
フローボリュームカーブ 37
ブデソニド 111, 142
プレドニゾロン 139
プレドニン® 97, 139
副鼻腔気管支症候群 21, 22

粉塵曝露 33

へ

ベタメタゾン 96
ベネトリン® 96, 138
ベンラリズマブ 77
閉塞性換気障害 37
閉塞性細気管支炎 21, 23

ほ

ホクナリン®テープ 110
ホルモテロール 110, 111, 142
ボスミン® 97, 98
発作強度 94
発作治療ステップ 94, 95

ま

マイコプラズマ肺炎 25
マクロライド系抗菌薬 86, 112, 141
マグネシウム 99
末梢気道病変 12

末梢血好酸球数 62
慢性閉塞性肺疾患 9, 15, 33, 97, 104, 122, 137, 141, 147, 151

む

ムコダイン® 113

め

メチルキサンチン 107, 109, 111
メプチンエアー® 96, 125, 138
メポリズマブ 76, 89

ゆ

誘導型一酸化窒素合成酵素 40

り

リモデリング 1
リンデロン® 97, 139
リンパ脈管筋腫症 21, 23

れ

レルベア® 92, 111, 134

ろ

ロイコトリエン受容体拮抗薬 74, 133, 141

次号予告

jmedmook 95
2024年12月25日発行!

プライマリ・ケアの理論と実践
編集 日本プライマリ・ケア連合学会

CONTENTS

- 第1章　慢性疾患ケアモデル
- 第2章　「明日から実践できる」こどものみかた
- 第3章　多職種連携の必須知識!
- 第4章　複雑困難事例
- 第5章　臨床倫理
- 第6章　リハ×プライマリ・ケア
- 第7章　不確実な問題への対処法
- 第8章　LGBTQの人々と医療
- 第9章　子どもの発達障害
- 第10章　健康の社会的決定要因
- 第11章　Difficult patient encountersへの対応技法
- 第12章　診療所における教育
- 第13章　学生の活動との関わり
- 第14章　小児虐待
- 第15章　プライマリ・ケアとオンライン診療
- 第16章　2040年に期待するプライマリ・ケア
- 第17章　編集委員より

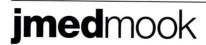

jmedmook
偶数月25日発行 B5判／約170頁

定価（本体**3,800**円＋税）　送料実費
※92号より価格改定
〔前金制年間（6冊）直送購読も承ります〕

編者 田中希宇人（たなか・きゅうと）
日本鋼管病院呼吸器内科診療部長

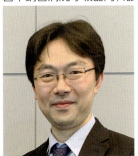

2005年	慶應義塾大学医学部卒業
	慶應義塾大学病院初期臨床研修医
2007年	慶應義塾大学病院内科
2008年	けいゆう病院内科
2009年	慶應義塾大学医学部呼吸器内科
2013年	川崎市立川崎病院呼吸器内科副医長
2017年	川崎市立川崎病院呼吸器内科医長
2021年	日本鋼管病院呼吸器内科医長
2022年より現職	

【所属・資格】
医学博士，日本内科学会総合内科専門医・指導医，日本呼吸器学会専門医・指導医，日本呼吸器内視鏡学会専門医，臨床研修指導医，がん治療認定医

X（旧Twitter）アカウント：@cutetanaka（キュート先生）

---

jmed mook **94**
あなたも名医！
今日の診療に活かせる
喘息・COPDポイント解説

ISBN978-4-7849-6694-3 C3047 ¥3800E
本体3,800円+税

2024年10月25日発行　通巻第94号

編集発行人　梅澤俊彦
発行所　　　日本医事新報社　www.jmedj.co.jp
　　　　　　〒101-8718　東京都千代田区神田駿河台2-9
　　　　　　電話（販売）03-3292-1555　（編集）03-3292-1553
　　　　　　振替口座　00100-3-25171
印　刷　　　ラン印刷社
© Kyuto Tanaka 2024 Printed in Japan

・本書の複製権・翻訳権・上映権・譲渡権・公衆送信権（送信可能化権を含む）は（株）日本医事新報社が保有します。

 ＜（社）出版者著作権管理機構 委託出版物＞
本書の無断複写は著作権法上での例外を除き禁じられています。複写される場合は，そのつど事前に，（社）出版者著作権管理機構（電話 03-5244-5088, FAX 03-5244-5089, e-mail:info@jcopy.or.jp）の許諾を得てください。

謹 告
本書に記載されている事項に関しては，発行時点における最新の情報に基づき，正確を期するよう，著者・出版社は最善の努力を払っております。しかし，医学・医療は日進月歩であり，記載された内容が正確かつ完全であると保証するものではありません。したがって，実際，診断・治療等を行うにあたっては，読者ご自身で細心の注意を払われるようお願いいたします。
本書に記載されている事項が，その後の医学・医療の進歩により本書発行後に変更された場合，その診断法・治療法・医薬品・検査法・疾患への適応等による不測の事故に対して，著者ならびに出版社は，その責を負いかねますのでご了承下さい。

電子版のご利用方法

巻末袋とじに記載された シリアルナンバー を下記手順にしたがい登録することで，本書の電子版を利用することができます。

1 日本医事新報社 Web サイトより会員登録（無料）をお願いいたします。

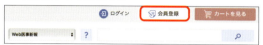

会員登録の手順は弊社 Web サイトの **Web医事新報かんたん登録ガイド** をご覧ください

https://www.jmedj.co.jp/files/news/20191001_guide.pdf

（既に会員登録をしている方は **2** にお進みください）

2 ログインして「マイページ」に移動してください。

https://www.jmedj.co.jp/files/news/20191001_guide.pdf

3 「未読タイトル（SN 登録）」をクリック。

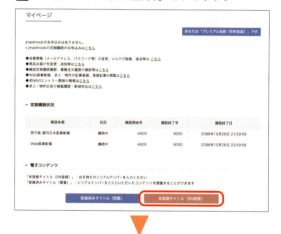

4 該当する書籍名を検索窓に入力し検索。

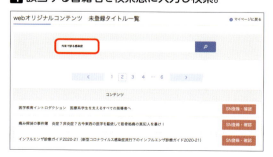

5 該当書籍名の右横にある「SN登録・確認」ボタンをクリック。

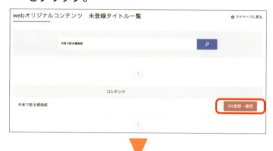

6 袋とじに記載されたシリアルナンバーを入力の上，送信。

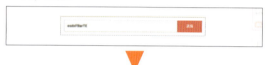

7 「閉じる」ボタンをクリック。

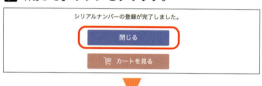

8 登録作業が完了し，**4** の検索画面に戻ります。

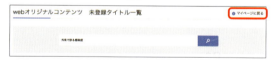

【該当書籍の閲覧画面への遷移方法】

① 上記画面右上の「マイページに戻る」をクリック
　➡ **3** の画面で「登録済みタイトル（閲覧）」を選択
　➡ 検索画面で書名検索 ➡ 該当書籍右横「閲覧する」ボタンをクリック
　または

② 「書籍連動電子版一覧・検索」* ページに移動して，書名検索で該当書籍を検索 ➡ 書影下の「電子版を読む」ボタンをクリック

https://www.jmedj.co.jp/premium/page6606/

＊「電子コンテンツ」Top ページの「電子版付きの書籍を購入・利用される方はコチラ」からも遷移できます。

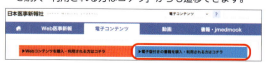

ステロイドの出口戦略にも重きを置いた1冊

新装改訂版 アウトカムを改善する
ステロイド治療戦略

編 岩波慶一 東京ベイ・浦安市川医療センター
膠原病内科医長

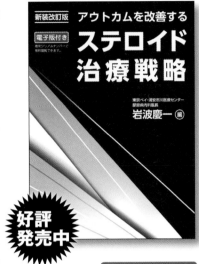

好評発売中

電子版付き

- 好評巻『jmedmook63 ステロイド治療戦略』が書籍化！「最小限の副作用で、最大限の効果を得る」というコンセプトはそのまま、最新のエビデンスや知見を反映し、内容をアップデート。新たに6つの疾患を項目に加え、より充実した1冊となりました。
- 本書では「エビデンス」の有無を意識しつつ、「医療者の臨床的経験」をもとに各領域のエキスパートがステロイドの使用法について解説しています。
- ステロイドの使い方（開始基準や初期用量など）だけでなく、やめ方（減量の指標や減量速度、中止はできるか？）という「出口戦略」に重きを置いている点も特徴です。
- ステロイド診療に携わるすべての医療者に必携の1冊。本書の内容をヒントに、目の前の患者さんごとの考察を加えつつ、ベストな治療方針を探っていきましょう。

A5判・356頁・カラー　定価5,280円（本体4,800円＋税）　ISBN 978-4-7849-5723-1　2023年1月刊

1章　ステロイド治療の基礎知識
1. 免疫学・薬理学から考える免疫疾患の治療戦略
2. ステロイドの副作用と対策

コラム　ステロイドの定説を暴く

2章　疾患別のステロイドの使い方

A　膠原病
1. 関節リウマチ
2. 全身性エリテマトーデス（SLE）
3. 炎症性筋疾患
4. 強皮症
5. リウマチ性多発筋痛症
6. 成人発症Still病
7. 巨細胞性動脈炎／高安動脈炎
8. 顕微鏡的多発血管炎／多発血管炎性肉芽腫症
9. 好酸球性多発血管炎性肉芽腫症

10. IgA血管炎
11. ベーチェット病
12. IgG4関連疾患

B　消化器
13. 炎症性腸疾患
14. 自己免疫性肝炎

C　呼吸器
15. 特発性間質性肺炎

D　腎臓
16. ネフローゼ症候群
17. IgA腎症
18. 急性間質性腎炎

E　神経
19. 視神経脊髄炎

F　血液
20. 特発性血小板減少性紫斑病（ITP）
21. 自己免疫性溶血性貧血（AIHA）

G　集中治療
22. ショック

H　耳鼻咽喉科
23. 好酸球性副鼻腔炎

I　皮膚科
24. アトピー性皮膚炎

J　眼科
25. アレルギー性結膜炎

3章　クリニカルクエスチョン
1. ステロイド誘発性副腎不全はどのような人に出現するの？
2. ステロイドカバーの方法は？
3. 妊婦・授乳婦への投与法は？
4. ステロイド・免疫抑制薬に薬剤相互作用はあるの？
5. ワクチン接種はできるの？

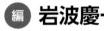 日本医事新報社

〒101-8718　東京都千代田区神田駿河台2-9

ご注文は
TEL：03-3292-1555
FAX：03-3292-1560
URL：https://www.jmedj.co.jp/

書籍の詳しい情報は小社ホームページをご覧ください。
医事新報 [検索]

呼吸器外科手術を学ぶ若手医師にとって最高の手術スキル本！

外科レジデントのための 呼吸器のベーシック手術

動画・電子版付
巻末のシリアルナンバーで無料閲覧できます。

監修 波多野悦朗
京都大学肝胆膵・移植外科／小児外科 教授

編者 伊達洋至
京都大学呼吸器外科 教授

◆「肝胆膵」「下部消化管」に続き、若手医師にとって最高の呼吸器のベーシック手術スキル本ができました！

◆外科レジデントにマスターして欲しい重要な解剖、画像、器具、基本的な手術術式、術後管理について京都大学および関連病院で活躍中の先生方がコンパクトに解説しています。

◆先輩医師の情熱やこだわりの詰まった解説と手技動画で学べば、手術の理解が格段にアップすること間違いなし！

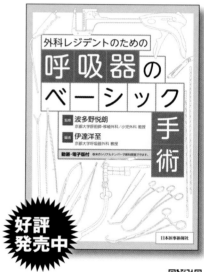

好評発売中

B5判・160頁・カラー
定価5,940円（本体5,400円＋税）　ISBN 978-4-7849-1348-0　2024年5月刊

1章▶肺
1. 肺切除手術に必要な基本的な解剖・検査・画像診断
2. 肺切除手術における器具と使い方
3. 肺楔状切除術（気胸，胸腔鏡）
4. 肺楔状切除術（腫瘍，胸腔鏡）
5. 右上葉切除術と上縦隔リンパ節郭清（胸腔鏡）
6. 中葉切除術（胸腔鏡）
7. 右下葉切除術と気管分岐部リンパ節郭清（胸腔鏡）
8. 左上葉切除術と上縦隔リンパ節郭清（胸腔鏡）
9. 左下葉切除術と気管分岐部リンパ節郭清（胸腔鏡）
10. 右S6区域切除術（胸腔鏡）
11. 左舌区切除術（胸腔鏡）
12. 胸壁合併切除術（開胸）

2章▶縦隔
13. 縦隔手術に必要な基本的な解剖・検査・画像診断
14. 胸腺摘出術（胸腔鏡＋開胸）
15. 後縦隔腫瘍摘出術（胸腔鏡）

3章▶術後管理
16. 呼吸器外科の術後管理

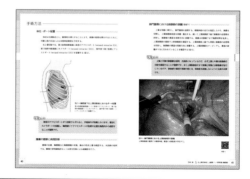

日本医事新報社
〒101-8718　東京都千代田区神田駿河台2-9

ご注文は
TEL：03-3292-1555
FAX：03-3292-1560
URL：https://www.jmedj.co.jp/

書籍の詳しい情報は小社ホームページをご覧ください。
医事新報　検索